Valérie Boulicot

La place du psychiatre dans le dispositif de protection de l'enfance

Valérie Boulicot

La place du psychiatre dans le dispositif de protection de l'enfance

aspects psychopathologiques et institutionnels

Presses Académiques Francophones

Impressum / Mentions légales

Bibliografische Information der Deutschen Nationalbibliothek: Die Deutsche Nationalbibliothek verzeichnet diese Publikation in der Deutschen Nationalbibliografie; detaillierte bibliografische Daten sind im Internet über http://dnb.d-nb.de abrufbar.
Alle in diesem Buch genannten Marken und Produktnamen unterliegen warenzeichen-, marken- oder patentrechtlichem Schutz bzw. sind Warenzeichen oder eingetragene Warenzeichen der jeweiligen Inhaber. Die Wiedergabe von Marken, Produktnamen, Gebrauchsnamen, Handelsnamen, Warenbezeichnungen u.s.w. in diesem Werk berechtigt auch ohne besondere Kennzeichnung nicht zu der Annahme, dass solche Namen im Sinne der Warenzeichen- und Markenschutzgesetzgebung als frei zu betrachten wären und daher von jedermann benutzt werden dürften.

Information bibliographique publiée par la Deutsche Nationalbibliothek: La Deutsche Nationalbibliothek inscrit cette publication à la Deutsche Nationalbibliografie; des données bibliographiques détaillées sont disponibles sur internet à l'adresse http://dnb.d-nb.de.
Toutes marques et noms de produits mentionnés dans ce livre demeurent sous la protection des marques, des marques déposées et des brevets, et sont des marques ou des marques déposées de leurs détenteurs respectifs. L'utilisation des marques, noms de produits, noms communs, noms commerciaux, descriptions de produits, etc, même sans qu'ils soient mentionnés de façon particulière dans ce livre ne signifie en aucune façon que ces noms peuvent être utilisés sans restriction à l'égard de la législation pour la protection des marques et des marques déposées et pourraient donc être utilisés par quiconque.

Coverbild / Photo de couverture: www.ingimage.com

Verlag / Editeur:
Presses Académiques Francophones
ist ein Imprint der / est une marque déposée de
AV Akademikerverlag GmbH & Co. KG
Heinrich-Böcking-Str. 6-8, 66121 Saarbrücken, Deutschland / Allemagne
Email: info@presses-academiques.com

Herstellung: siehe letzte Seite /
Impression: voir la dernière page
ISBN: 978-3-8381-7229-3

1

Ce travail a fait l'objet d'une thèse pour le doctorat en médecine (Diplôme d'Etat), DES de Psychiatrie, présentée publiquement le 10 octobre 2006, sous la présidence de Madame le Professeur Catherine GRAINDORGE et sous la direction de Monsieur le docteur Jean CHAMBRY, Fondation Vallée, Gentilly.

Faculté de Médecine - UNIVERSITE PARIS 7- DENIS DIDEROT

2

INTRODUCTION 7

PREMIERE PARTIE : LE DISPOSITIF DE LA PROTECTION
DE L'ENFANCE EN FRANCE ET LES ASPECTS
PSYCHOPATHOLOGIQUES CHEZ L'ENFANT PRIS EN
CHARGE PAR CES DISPOSITIFS. 13

CHAPITRE 1. LA PROTECTION DE L'ENFANCE EN
France 14

1. Approche historique 14
    1.1 Naissance du sentiment moderne de l'enfance 14
    1.2 De l'abandon au placement 17

2. Définitions et épidémiologie 21
    2.1 Définitions 21
    2.2 Données épidémiologiques 24

3. Organisation du dispositif de la protection de l'enfance en
France 26
    3.1 Cadre législatif 27
    3.2 Le dispositif administratif 29
        3.2.1 La prévention 29
        - La prévention primaire 29
        - La prévention secondaire 31
        3.2.2 La protection 33
        - L'accueil provisoire : 33
        - Le placement judiciaire : 34
    3.3 Le dispositif judiciaire 35
        3.3.1 Le signalement 35
        3.3.2 L'assistance éducative 36
        - Les mesures d'investigation 37
        - Les mesures de protection : l'aide éducative en milieu
        ouvert et le placement du mineur 38

CHAPITRE 2. ASPECTS PSYCHOPATHOLOGIQUES 41

1. Aspects normaux du développement de l'enfant :
attachement et séparation 41
    1.1 Théorie de l'attachement 42
    1.2 Processus de séparation et d'autonomisation 47

1.2.1 La séparation comme processus psychique
d'individuation 48
1.2.2 Rôle des séparations effectives dans le processus de
séparation-individuation.. 53

2. Aspects psychopathologiques des parents maltraitants 54
  2.1 Notion de parentalité et ses défaillances 54
    2.2.1 L'exercice de la parentalité 55
    2.1.2 L'expérience de la parentalité 57
    - le désir d'enfant 57
    - La parentification 58
    2.1.3 La pratique de la parentalité 63
  2.2 Personnalité des parents maltraitants 66

3. Troubles de l'attachement 68
  3.1 Notion de carences en soins maternels et séparation 68
    3.1.1 Notion de carence en soins maternels 69
    3.1.2 Séparation 70
  3.2 Troubles de l'attachement 73

4. Aspects psychopathologiques des enfants maltraités 79
  4.1 Développement psychomoteur 80
  4.2 Troubles psychosomatiques 82
  4.3 Traumatisme et état de stress post-traumatique 84
  4.4 Développement de la personnalité 86
  4.5 Notion de vulnérabilité différentielle et de résilience 92

5. Le placement et ses problématiques 92
  5.1 Généralités 93
  5.2 Le placement familial 96
  5.3 Le placement en institution 99

DEUXIEME PARTIE : EXPERIENCE D'UN SERVICE
D'ACCUEIL D'URGENCES PEDOPSYCHIATRIQUES 101

1. Présentation de l'unité 102
  1.1 Organisation et fonctionnement 102
  1.2. Activité de l'année 2004 104

**2. Part des enfants relevant des dispositifs de protection de
l'enfance dans l'unité** 105

TROISIEME PARTIE : CAS CLINIQUES 107

CAS CLINIQUE 1 : Amina 108
CAS CLINIQUE 2 : Soria 115
CAS CLINIQUE 3 : Virginie 120
CAS CLINIQUE 4 : Jérôme 129
CAS CLINIQUE 5 : Bahija 135

QUATRIEME PARTIE : LA PLACE DU PSYCHIATRE DANS LE
DISPOSITIF DE PROTECTION DE L'ENFANCE 145

1. La place du psychiatre auprès de l'enfant et de sa famille 147
    1.1 Auprès de l'enfant : la nécessité de soins psychologiques ... 147
        1.1.1 Ses objectifs 150
        1.1.2 Ses obstacles 152
        1.1.3 Illustrations cliniques 154
    1.2 Le psychiatre auprès des parents 158

2. La place du psychiatre dans le dispositif de protection de
l'enfance.. 162
    2.1 Les obstacles au partenariat, une maltraitance
    institutionnelle ? 163
        2.1.1 Les professionnels et les institutions 164
        2.1.2 Maltraitance et répétition chez les professionnels 166
    2.2 Réussir cependant ce partenariat : quelle place pour le
    psychiatre ? 170
        2.2.1 L'évaluation : intérêt d'un travail pluridisciplinaire 171
        2.2.2 Le psychiatre : un espace de pensée pour les
        intervenants... 175

CONCLUSION 181

BIBLIOGRAPHIE 185

ANNEXES 201

ANNEXE 1.. 202
ANNEXE 2.. 206
ANNEXE 3.. 208

LISTE DES ABREVIATIONS

AED : Aide éducative à domicile
AEMO : Aide éducative en milieu ouvert
ASE : Aide sociale à l'enfance
CAE : Centre d'action éducative
CAMPS : Centre d'aide médico-sociale précoce
DDASS : Direction départementale des affaires sanitaires et sociales
CMP : Centre médico-psychologique
CMPP : Centre médico-psycho-pédagogique
DERPAD : Dispositif Expert Régional pour Adolescents en Difficultés
IMP : Institut médico-éducatif
IMPRO : Institut médico-professionnel
IOE : Investigation d'orientation éducative
OPP : Ordonnance de placement provisoire
ODAS : Observatoire national de l'action sociale décentralisée
ONED : Observatoire national de l'enfance en danger
PJJ : Protection judiciaire de la jeunesse
PMI : Protection maternelle et infantile
SESSAD : Service éducatif spécialisé de soins à domicile
SNATEM : Service National d'accueil téléphonique de l'enfance maltraitée
TISF : Technicien de l'intervention sociale et familiale
WISC : Weschler Intelligence scale for Children

7

INTRODUCTION

J'ai souhaité m'intéresser dans ce travail aux enfants et aux adolescents qui relèvent des dispositifs de protection de l'enfance en danger, et m'interroger sur la place que le psychiatre peut avoir dans la prise en charge de ces enfants.

L'expression « *enfance en danger* » revêt plusieurs sens selon le champ dans lequel on se situe. Selon l'institution judiciaire, en vertu de l'article 375 du code civil, « *si la santé, la sécurité, ou la moralité d'un mineur non émancipé sont en danger, ou si les conditions de son éducation sont gravement compromises, des mesures d'assistance éducative peuvent être ordonnées par la justice (...)* ».

Dans le champ social, le sens est plus général et regroupe à la fois les enfants maltraités et les enfants à risque, pouvant bénéficier de mesures préventives. Selon l'ODAS (Observatoire national de l'action sociale décentralisée), l'enfant maltraité est « *celui qui est victime de violences physiques, cruauté mentale, abus sexuels, négligence lourde ayant des conséquences graves sur son développement physique et psychologique* ». L'enfant à risque est « *celui qui connaît des conditions d'existence qui risquent de mettre en danger sa santé, sa sécurité, sa moralité, son éducation ou son entretien mais qui n'est pas pour autant maltraité* ». Je me baserai également sur la définition de l'ONED (Observatoire national de l'enfance en danger) : « *nous considérons comme en danger les enfants bénéficiant d'une mesure d'assistance éducative (action éducative en milieu ouvert ou placement) ou de protection administrative (aide éducative à domicile, placement ou formule mixte en émergence) et/ou les enfants maltraités dans le cadre de l'autorité parentale (Loi du 10 juillet 1989)* ».

Sur le plan psychiatrique, on pourrait définir avec J. Noël et Soulé (1999) « *l'enfant cas social* », pris en charge par les administrations et issu de familles à problèmes multiples, qui, par la conjugaison d'une série de facteurs, serait placé dans des situations à haut risque psychiatrique.

Les enfants confiés aux dispositifs de protection de l'enfance sont le plus souvent issus de familles présentant une pathologie du lien. Pour bien se développer, un enfant devrait idéalement évoluer dans un milieu familial favorable, auprès de parents capables d'assurer la continuité et la qualité de son projet de vie. La capacité d'aimer, précocement développée dans les toutes premières relations avec la mère et le père, est un atout pour le développement. Si cette capacité parentale d'aimer est réduite ou inadéquate, le tableau peut être tout à fait différent : l'intérêt pour les autres mais aussi pour soi peut s'en trouver altéré, la capacité à s'investir dans des tâches difficiles devient fragile, le goût pour apprendre, pour grandir ou tout simplement pour la vie se voit fondamentalement diminué.

Mon intérêt pour ce sujet est né d'un double constat.
D'une part, il me semble que la prise en charge de ce type de population en pédopsychiatrie est loin d'être anecdotique, et peut constituer une part non négligeable de l'activité d'un service de pédopsychiatrie, que ce soit en consultation ou en hospitalisation. On peut également se demander quelle part présentera des troubles psychiatriques à l'âge adulte et concernera donc le champ de la psychiatrie adulte. Pour exemple, citons une enquête non publiée (S. Buclier, Hôpital du Vinatier, Bron, avril 2004) (Berger 2004, p 237) qui montre que 65% des patients pris en charge dans un

hôpital de jour d'un service de psychiatrie adulte ont été des enfants soumis à des maltraitances.

D'autre part, il m'est apparu que la prise en charge de ces enfants est particulièrement complexe. D'un point de vue psychopathologique, leurs troubles n'entrent pas nécessairement dans un cadre nosographique précis et déroutent souvent les prises en charge que l'on peut proposer. Il m'a donc semblé important de m'interroger sur la psychopathologie de ces enfants confrontés à des parents défaillants. Du point de vue des dynamiques institutionnelles, les problématiques posées mobilisent beaucoup les équipes qui les prennent en charge, qu'elles soient éducatives ou soignantes. Il apparaît souvent difficile dans ces situations d'enfance en danger de travailler ensemble et de manière coordonnée. De ce difficile partenariat entre les institutions, qui sont censées oeuvrer vers un même but, à savoir le bien-être d'un enfant, peut naître des prises en charge qui sont insuffisantes, inadaptées ou incohérentes, voire maltraitantes.

Il est important de noter que la place du psychiatre dans la prise en charge de ces enfants ne va pas de soi, tant du côté des psychiatres eux-mêmes que du côté des intervenants sociaux. Les décisions concernant les enfants et les familles sont souvent prises en dehors du psychiatre, et il intervient généralement de manière très tardive, comme un dernier recours lorsque les troubles sont devenus trop bruyants ou que les équipes éducatives sont dépassées.
Certains psychiatres pensent en effet qu'ils n'ont pas leur place dans ces situations « d'ordre social », ou que, sous prétexte que ces enfants ne sont pas malades, leurs difficultés ne relèvent que d'une prise en charge

éducative. La peur de « psychiatriser » est également très présente, et renvoie à la peur des troubles psychiatriques et de la maladie mentale que l'on peut retrouver dans le public comme chez certains professionnels du secteur social. Mais il est important de souligner « *qu'on ne crée pas un problème en en reconnaissant l'existence, le contraire est plus probable. Il faut pouvoir le reconnaître pour le prendre en compte.* » (Peille 1997).

Dans une première partie, je décrirai le dispositif de protection de l'enfance en France et les aspects psychopathologiques de la maltraitance. Une approche d'abord historique nous permettra de comprendre la difficulté à définir « *l'enfant en danger* » et à rendre compte de la complexité de l'organisation du système de protection de l'enfance. Ensuite, en m'appuyant sur les aspects normaux du développement de l'enfant, j'aborderai la psychopathologie des parents maltraitants et la notion de parentalité, puis la psychopathologie de l'enfant maltraité. Nous verrons également les problématiques soulevées par le placement.

Dans une seconde partie, je décrirai l'expérience d'un service d'accueil d'urgence de pédopsychiatrie (Unité d'Urgence et de Liaison en Psychiatrie Infanto-Juvénile- Fondation Vallée, Hôpital Kremlin Bicêtre) en m'intéressant à la part des enfants relevant du dispositif de protection de l'enfance.

J'illustrerai ensuite mon propos par des cas cliniques issus de mon expérience d'interne.
Les quatre premières illustrations cliniques concernent des patients hospitalisés à la Fondation Vallée, la dernière illustration clinique concerne

une maman et son bébé suivis dans le cadre des consultations de l'unité de prévention du 3ème Intersecteur de Psychiatrie Infanto-Juvénile de Paris (Hôpital Maison Blanche).

Dans une quatrième partie, je discuterai de la place du psychiatre dans la prise en charge des enfants relevant des dispositifs de protection de l'enfance. J'étudierai, d'une part, le rôle du psychiatre auprès de l'enfant et de sa famille, en insistant sur la nécessité de soins psychologiques pour ces enfants, et d'autre part le rôle du psychiatre sur le plan institutionnel, en tant que partenaire au sein du dispositif de protection de l'enfance, en analysant les obstacles à ce partenariat.

PREMIERE PARTIE

LE DISPOSITIF DE LA PROTECTION DE L'ENFANCE EN FRANCE ET LES ASPECTS PSYCHOPATHOLOGIQUES CHEZ L'ENFANT PRIS EN CHARGE PAR CES DISPOSITIFS.

CHAPITRE 1.   LA PROTECTION DE L'ENFANCE EN FRANCE

1. Approche historique

Le dispositif actuel de protection de l'enfance s'est progressivement élaboré grâce à la reconnaissance des phénomènes de maltraitance, qui s'est faite parallèlement à la reconnaissance de l'enfant en tant que personne ayant des besoins spécifiques et des droits propres.

Tandis que la médiatisation actuelle des faits de maltraitance les décrit comme des phénomènes nouveaux, une approche historique permet de rappeler que la maltraitance a toujours existé.

1.1 Naissance du sentiment moderne de l'enfance

Tout au long du Moyen-âge, l'enfant n'a pas de statut propre. Il partage très tôt la vie des adultes, travail, jeux, sexualité, violence. Les conceptions médicales font de l'enfance une période de déséquilibre et de maladies qu'il faut traverser pour atteindre la normalité et la maturité de l'âge adulte. La Renaissance et l'âge classique restent marqués par la toute-puissance paternelle où l'époux, le père, a un droit de correction absolu sur sa femme et ses enfants (Ariès 1973). « *L'enfance est la vie d'une bête* » déclare Bossuet, les pratiques d'éducation et d'apprentissage sont dures. Dans les milieux populaires, l'enfant ne doit souvent sa survie qu'à ses capacités de travail. Ces aspects sont contrebalancés par le respect que confère au nourrisson sa nature divine. L'enfant est ainsi dans un entre-deux, entre la vie et la mort, entre la tendresse et le rejet, entre l'innocence et le péché.

Au XVIIIème siècle, l'intérêt pour l'enfant va se développer. L'homme est précieux non seulement parce qu'il produit les richesses mais aussi parce qu'il compose les armées (Créoff 2006). L'enfant devient donc important à préserver, car la mortalité infantile reste très élevée (on estime que sous Louis XIV, un enfant sur deux atteignait l'âge adulte, Manciaux 2002). Sous l'influence des gens d'Eglise, des moralistes, puis des médecins et des pédagogues, le sentiment « moderne » de l'enfance va pénétrer progressivement tous les principes éducatifs et toutes les classes sociales jusqu'au XXème siècle. Dans le courant des philosophes des lumières, Jean-Jacques Rousseau (*Emile ou De l'éducation* 1762) va regarder l'enfant comme une personne ayant sa valeur propre, des potentialités et des besoins qu'il faut respecter.

Malgré l'évolution des idées, la réalité des conditions de vie des enfants reste menaçante, soumise à une importante mortalité infantile et aux agressions et sévices de toutes sortes.
La législation relative à l'enfant et à la famille va alors progressivement évoluer. La loi de 1841 limite le travail des enfants, celle de Jules Ferry en 1874 organise l'instruction obligatoire. La loi de 1889 assure la protection des enfants maltraités et moralement abandonnés en introduisant la déchéance des droits de la puissance paternelle, devenue autorité paternelle en 1804 (mais le droit de correction n'est aboli qu'en 1935). La loi de 1898 réprime les violences commises contre les enfants (Créoff 2006).

Sur le plan médical, on commence à décrire la violence faite aux enfants. Tardieu, médecin légiste, présente en 1856 et en 1860 des études sur des enfants victimes de maltraitance et d'inceste (Tardieu 1860). Ces publications restent longtemps ignorées. Il faudra attendre les travaux de Silverman (1953) et Kempe (1962) pour que la maltraitance soit reconnue par le milieu médical.

Le XXème siècle marque un tournant dans la reconnaissance de l'enfant. A la fin de la Seconde Guerre mondiale, qui a aggravé le sort des enfants, le mot d'ordre est l'éducation d'un homme nouveau vers plus de tolérance et de respect, « pour ne plus jamais voir cela » (Créoff 2006).

Le législateur vote en 1945 l'ordonnance relative à la jeunesse délinquante qui prône le primat de l'éducatif sur le répressif. Le jeune délinquant est avant tout un enfant en danger qui doit être protégé et éduqué. En 1958, l'ordonnance relative à l'enfance en danger est promulguée. Elle organise des mesures d'actions éducatives en milieu ouvert lorsque l'enfant est en danger dans son milieu de vie.

Ces deux ordonnances constituent un dispositif de protection et de prise en charge de l'enfance, encore en vigueur aujourd'hui, mis en œuvre par le juge pour enfants.

Ainsi, l'enfant se place désormais au cœur de nos préoccupations, et c'est autour de lui que la famille s'organise.

En 1989, l'ONU vote à l'unanimité (moins les voix de la Somalie et des Etats-Unis) la Convention internationale des droits de l'enfant. L'enfant n'est pas seulement un être en devenir à protéger, il est également sujet de droits que doivent lui garantir les pays signataires. La protection qui lui est due est le premier de ces droits.

1.2 De l'abandon au placement

L'abandon, d'abord réprouvé, fut progressivement admis comme un moindre mal par rapport à l'infanticide, qui est resté une pratique non négligeable jusqu'au XIXème siècle. Jusqu'à cette époque, c'est l'Eglise qui a pris en charge les enfants illégitimes et les enfants orphelins.

Au XVIIème siècle, Saint Vincent de Paul réaffirme que les « bâtards » ont le même droit d'être secourus que les enfants orphelins et organise de manière plus structurée des aides jusqu'alors dispersées. Les enfants sont placés en nourrice à la campagne. Il pose aussi certains principes de lutte contre la mortalité infantile.

L'abandon se banalise, du fait de la pauvreté, de l'importance des naissances illégitimes (un tiers des naissances à Paris au début du XIXème siècle, Créoff 2006), et du peu de considération pour le nouveau-né. Fait paradoxal, la qualité présumée de l'organisation du recueil des enfants trouvés fut un facteur d'augmentation du nombre des abandons, avec pour exemple celui de Rousseau qui avait choisi d'abandonner ses cinq enfants.

Les placements nourriciers vont se généraliser au cours du XVIIIème siècle, concernant toutes les classes sociales. Dans les familles aisées qui répugnaient aux soins du bébé, les enfants étaient soit pris en charge par une nourrice sur lieu, qui abandonnait souvent son propre enfant aux soins d'une grand-mère ou d'une voisine, soit placés à la campagne. Dans les classes moyennes, il s'imposait comme mode de garde pendant le travail des mères. Dans les familles démunies ou pour les enfants abandonnés, les enfants étaient placés par l'administration. Malgré les efforts de surveillance, ces placements restèrent en majorité désastreux (négligences, abus etc.).

A la fin du XIXème siècle, la généralisation de l'allaitement artificiel, la lutte contre les placements nourriciers, la diminution de la pauvreté à la campagne permet de mettre fin à l'industrie nourricière. Le placement à la campagne reste néanmoins important dans les classes laborieuses (près du quart des enfants nés à Paris étaient envoyés en province jusqu'en 1925, Manciaux 2002). Progressivement, ces placements ne concerneront donc plus que les « *enfants cas sociaux* ».

Au XIXème siècle, sous l'impulsion des idées démocratiques, un changement profond des mentalités va s'opérer, au bénéfice des enfants malheureux et exploités. La protection de ces enfants n'est plus abandonnée aux seuls soins de la charité mais devient une obligation nationale avec la mise en œuvre d'une politique de placement.

Les enfants abandonnés, les orphelins deviennent des pupilles dont la tutelle est assurée par un service créé à cet effet, l'Assistance publique. A Paris, le « *dépôt* » siège à l'hospice et recueille les enfants abandonnés, ils sont ensuite envoyés dans les « *agences* », centres de placement familial en province.

Avant les lois de 1945, l'enfant victime reste confondu avec l'enfant coupable (lui aussi confié à l'Assistance publique) et certains de ces enfants seront regroupés dans des colonies pénitentiaires issues de la peur du « *sale gosse* » et de la « *mauvaise graine* ». Même si ces colonies furent bientôt remplacées par les colonies agricoles où la place de l'éducatif était censée être plus importante (effet « *régénérateur de la terre* »), la discipline y reste dure et les punitions excessives (Créoff 2006).

A la faveur du développement de la pédiatrie et de la puériculture au début du siècle dernier, les aériums, préventoriums, pouponnières et placements familiaux sanitaires font leur apparition.

Le placement n'est alors plus réservé aux enfants privés de famille mais s'étend à des enfants avec des parents, donnant l'espoir de sauver les enfants de la maladie mais aussi de la misère.

La société se donne un droit de regard et partage avec les parents la responsabilité de l'enfant. Le placement peut être imposé et naît le concept « *d'enfant en danger* », ainsi que le placement judiciaire. Aux pupilles, s'ajoutent *les recueillis temporaires*, *les enfants secourus* confiés par leurs parents, et les enfants retirés par voie de justice dont la tutelle est confiée au service.

Mortalité et morbidité restent élevées. Ces enfants déposés en hâte sont souvent difficiles et rejetés par la communauté et leur nourrice. Ils sont alors renvoyés au dépôt, puis vers une nouvelle agence où la même histoire se renouvelle (David 2004).

Après la Seconde Guerre Mondiale, le placement des enfants s'étend considérablement. Devant une demande grandissante et la conviction du bien-fondé de cette politique, des établissements sanitaires et sociaux sont créés en grand nombre entre les années 1950 et 1960. Ainsi en France, le nombre total d'enfants placés est estimé à 800 000 dans les années soixante (David 2004). Alors qu'elle est en plein essor, cette politique est remise en question par un certain nombre de travaux dont certains sont déjà anciens, qui montrent l'effet nocif de tels placements et le danger de la séparation, ainsi que l'importance de la relation de l'enfant à ses parents et plus particulièrement de la relation maternelle (Bowlby 1951, Aubry 1955, Appell 1961).

Les enfants sont souvent déplacés d'un lieu à un autre, la durée des placements est très longue. Dans la plupart des cas les visites des familles sont rares ou inexistantes. Les établissements de placement sont peu ouverts sur l'extérieur, les personnels s'y succèdent. Les placements nourriciers sont ruraux et pauvres.

On retrouve, chez ces enfants assistés, retards de développement, états psychotiques et déficitaires, manifestations d'inadaptation dans le milieu d'accueil, troubles graves du comportement, échec scolaire. Pour beaucoup, ce sont des troubles propres de l'enfant, préexistants au placement, secondaires aux conditions de vie avec les parents. D'autres, notamment les psychiatres, rendent le placement responsable des troubles constatés. L'incompréhension mutuelle est totale, les confrontations passionnées et agressives mais la discussion devient constructive, à l'origine de multiples recherches et observations sur les enfants carencés et placés (David 2004), qui seront étudiées dans le chapitre suivant.

Il s'agit maintenant de définir la population qui nous intéresse, c'est-à-dire les enfants concernés par le dispositif de protection de l'enfance. Nous allons donc décrire les notions de maltraitance et d'enfant en danger.

2. Définitions et épidémiologie

2.1 Définitions

Sur le plan juridique, la maltraitance n'est pas définie. Le terme de maltraitance apparaît pour la première fois dans la loi du 9 juillet 1989, relative à la prévention des mauvais traitements à l'égard des mineurs et de leur protection. Le texte ne définit pas ce terme, considérant que le concept de maltraitance est par nature évolutif en fonction des mœurs de la société. On peut noter que si l'absence de définition choisie par le législateur autorise le débat et l'évolution de la notion, elle nuit à l'organisation claire des obligations qui découle des actes de maltraitance. Le risque est également de relativiser ou de banaliser des actes commis à l'encontre des mineurs dès lors qu'il y aurait un fondement historique, sociologique, culturel, ou religieux à la perpétuation de ces actes. Il faut donc souligner l'importance de définir les mauvais traitements au regard de leurs conséquences sur l'intégrité physique et psychique de l'enfant et de son développement ultérieur (Créoff 2006).

Le droit pénal, par le biais de la définition de l'infraction, organise la répression des comportements maltraitants. Il s'agit d'infractions génériques commises contre les personnes, atteintes à la vie, atteintes à l'intégrité physique, agressions sexuelles, mises en danger de la personne. La spécificité de la maltraitance à enfant s'exprime par une aggravation de peine, prévue lorsque la victime est un mineur de moins de 15 ans ou une personne vulnérable, et lorsque l'auteur est un ascendant de la victime ou une personne ayant autorité sur elle.

La maltraitance peut se définir alors par la description des comportements réprouvés par la loi. Elle inclut à la fois des actes volontairement commis contre l'enfant, des omissions volontaires ou non, des imprudences graves qui démontrent l'absence de souci de sauvegarde de l'enfant. Elle s'étend à tous les adultes ayant autorité sur l'enfant. Cette notion implique également l'idée d'emprise sur l'enfant, d'inégalité des forces, et l'idée que l'adulte ne remplit plus sa fonction, qui est d'élever l'enfant.

Néanmoins, certains comportements, qui ne sont pas qualifiés d'infractions sur le plan pénal, peuvent constituer, aux yeux des intervenants, des pratiques inappropriées pouvant nuire à l'enfant et restent donc de l'ordre d'une maltraitance qui ne serait pas punie par la loi.

Le code civil définit les critères de saisine de la juridiction pour enfants, sans pour autant définir les actes, comportements parentaux, situations familiales qui nécessiteraient cette saisine (article 375) :

« Si la santé, la sécurité ou la moralité d'un mineur non émancipé sont en danger, ou si les conditions de son éducation sont gravement compromises, des mesures d'assistance éducatives peuvent être ordonnées. »

Dans cette définition, ce sont les menaces et/ou les réalités actuelles, pesant sur le devenir de l'enfant, qui fondent le critère de saisine. L'ensemble de ces menaces ou de ces situations ne constitue pas des actes de maltraitance au sens pénal mais un ensemble de situations qui portent atteinte ou risquent de porter atteinte au bon développement de l'enfant. La maltraitance correspondrait alors aux situations de danger grave et actuel provoquant des souffrances pour l'enfant et/ou occultant son développement ultérieur.

La définition proposée par l'ODAS, qui est chargé de recenser, d'observer, d'analyser l'action des services de protection de l'enfance, est plus précise : « *L'enfant maltraité est celui qui est victime de violences physiques, cruauté mentale, abus sexuels, négligences lourdes ayant des conséquences graves sur son développement physique et psychologique*» (ODAS 1994).

Cette définition, qui rejoint la classification des anglo-saxons en quatre catégories (*physical abuse, emotional abuse, sexual abuse, neglect*) (Belsey 1993), ne retient que la définition de l'enfant victime, sans rechercher si l'agresseur a autorité ou non sur l'enfant ou s'il s'agit d'un adulte.

Au terme de mauvais traitement psychologique, on préfère le terme de cruauté mentale, qui ne retient que la violence psychologique grave. Si les violences physiques peuvent être facilement diagnostiquées (ecchymoses, hématomes, plaies, brûlures, fractures, alopécies etc.), si la violence sexuelle est qualifiable par la loi, la notion de violence psychologique parait quant à elle plus aléatoire. La cruauté mentale pourrait être définie comme « *l'exposition répétée d'un enfant à des situations dont l'impact émotionnel dépasse ses capacités d'intégration psychologique : humiliations verbales ou non verbales, menaces verbales répétées, marginalisation, dépréciation systématique, exigences excessives ou disproportionnées à l'âge de l'enfant, consignes et injonctions éducatives contradictoires ou impossibles à respecter* » (Manciaux 2002). Ses effets principaux s'évaluent le plus souvent en terme de troubles des conduites sociales et du comportement, mais aussi de sentiment d'autodépréciation.

La négligence lourde présente les mêmes difficultés de qualification et d'évaluation. Concernant surtout les jeunes enfants, elle est signée à des stades différents par la dénutrition, l'hypotrophie staturo-pondérale et le nanisme psychosocial.

A côté de cette définition de l'enfant maltraité, l'ODAS définit également l'enfant à risque. Ce sont des enfants qui connaissent « *des conditions d'existence qui risquent de mettre en danger leur santé, leur sécurité, leur moralité, leur éducation ou leur entretien mais qui ne sont pas pour autant maltraités* » (ODAS 1994).

Il s'agit d'appréciations subjectives recouvrant des situations aussi diversifiées que la négligence, la non fréquentation scolaire, les soins non appropriés, le délaissement etc.

Les enfants en danger sont l'ensemble des enfants maltraités et des enfants en risque.

Ce sont ces définitions de l'ODAS sur la maltraitance et l'enfant en danger que je retiendrai dans la suite de mon travail.

2.2 Données épidémiologiques

Il n'existe actuellement aucun dispositif national recensant l'ensemble des situations de maltraitance à enfants. Le biais de ce recensement réside encore dans la définition des situations à comptabiliser et dans la multiplicité des sources de données.

L'Observatoire national de l'enfance en danger (ONED) a été créé par la loi du 2 janvier 2004 et a, entre autre, pour objectif de mettre en cohérence les données chiffrées.

Ces données proviennent de ministères différents et d'associations : le Service National d'accueil téléphonique de l'enfance maltraitée

(SNATEM , allo enfance maltraitée), le Ministère de l'Education Nationale (recueil des données chiffrées communes aux personnels sociaux et de santé pour chaque année scolaire), le Ministère de l'Intérieur (Observatoire national de la délinquance, police et gendarmerie), le Ministère de la Justice (tableaux de bord des tribunaux pour enfants), l'Observatoire décentralisé de l'action sociale (recensement des signalements), les dispositifs d'évaluation départementaux (ASE).

Toutes ces données sont non exhaustives et peuvent interférer (les mêmes situations peuvent

être comptabilisées plusieurs fois).

En 2004, l'ODAS, dans son enquête annuelle auprès des départements, qui comptabilise les signalements reçus par l'ASE, recense 19 000 enfants maltraités, dont 6 600 victimes de violences physiques, 5 500 d'abus sexuels, 4 400 de négligences graves et 2 500 de violences psychologiques. Le nombre d'enfants à risque est évalué à 76 000, il y a donc 95 000 enfants en danger en 2004. 52% des signalements sont transmis à l'autorité judiciaire, ce pourcentage est stable depuis quelques années.

Les tableaux 1 et 2 (annexe 1) retracent l'évolution des signalements à l'ASE de 1998 à 2004. Le nombre d'enfants maltraités recensés par les services départementaux est en progression par rapport à 2003 (+ 7 %), alors qu'il baissait régulièrement depuis 1998. Le nombre d'enfants à risque a régulièrement augmenté provoquant la hausse du nombre d'enfants en danger depuis 1998.

La police et la gendarmerie recensent toutes les situations de maltraitance sur mineur donnant lieu à des investigations de police ou de gendarmerie. L'évolution de ces chiffres sur 3 ans montre une augmentation régulière de la maltraitance signalée aux autorités de police et de gendarmerie. La proportion des violences sexuelles est très importante puisque celle-ci représente plus de 16 000 situations sur les 41 000 recensées (tableau 3, Annexe 1).

L'ONED, en recoupant les différentes données pour l'année 2004, estime à 235 239 le nombre d'enfants de moins de 18 ans pris en charge par au moins une mesure, ce qui représente 1,8 % des moins de 18 ans ; celui des jeunes majeurs serait de 19 790, soit 0,9 % des moins des 18-21 ans (tableaux 4 et 5, annexe 1) (ONED 2005).

Au total, ces chiffres, même approximatifs, montrent l'importance des phénomènes de maltraitance, qui nécessitent une véritable politique de protection de l'enfance.

3. Organisation du dispositif de la protection de l'enfance en France

Le dispositif actuel de la protection de l'enfance est le résultat de l'évolution du dispositif d'action sociale mis en place en 1945. L'adaptation la plus importante a été le transfert de l'essentiel des responsabilités dans ce domaine aux collectivités locales, et plus particulièrement au conseil général, suite aux lois de décentralisation (1982-1986). L'Etat conserve néanmoins des responsabilités au travers de la justice des mineurs, qui reste de sa compétence, mais aussi par sa stratégie législative et ses politiques d'incitation, qui définissent les conditions minimales d'intervention de l'action sociale.

Le système de protection de l'enfance en danger est organisé en deux secteurs. La protection administrative est mise en œuvre par les conseils généraux avec l'aide du secteur associatif et des communes. Sa nature est essentiellement préventive. La protection judiciaire est quant à elle mise en œuvre par l'Etat (tribunaux), elle repose sur la notion de danger et de gravité.

3.1 Cadre législatif

Le cadre réglementaire qui définit le dispositif de protection de l'enfance est complexe, issu du code civil, du code pénal, et du code des relations sociales et de la famille.

Le dispositif est issu de deux textes fondamentaux :

- l'ordonnance de 1958, relative à l'organisation judiciaire sur les mesures d'assistance éducative (protection judiciaire).

- le décret du 7 janvier 1959, qui prévoit que le Directeur départemental des actions sanitaires et sociales exerce « *une action sociale préventive auprès des familles dont les conditions d'existence risquent de mettre en danger la santé, la sécurité, la moralité, ou l'éducation de leurs enfants, et saisit la justice des cas paraissant relever des mesures d'assistance éducative judiciaire* » (protection administrative).

Les premiers textes spécifiques à l'enfance maltraitée sont la circulaire du 23 juillet 1981, qui traite de la nécessité d'une politique de prévention et de repérage des facteurs de risque, de reconnaissance de la réalité des mauvais traitements et de l'amélioration du recueil et de la prise en charge des mauvais traitements ; et la circulaire du 18 mars 1983 relative aux enfants en danger, qui traite des liaisons et coordinations indispensables entre les différents services.

Ces textes laissent néanmoins aux professionnels le soin de définir la maltraitance, de mettre en place les circuits de signalement et le travail d'équipe, ainsi que de définir les responsabilités de chacun.

Par la suite, dans le contexte de la décentralisation, les lois du 6 juin 1984 et du 6 janvier 1986 précisent les droits spécifiques de l'usager de l'ASE (accompagnement et information), restituant à la famille sa place dans son devoir d'éducation. L'application de ces lois reste délicate, le travailleur social devant concilier le respect du droit des familles et celui du droit de l'enfant.

La circulaire du 9 juillet 1985, renforcée par celle du 16 juin 1992, demande que l'ensemble du corps médical et paramédical reçoive une formation suffisante pour prévenir, diagnostiquer et traiter à l'hôpital les situations de mauvais traitements.

La loi du 10 juillet 1989 vient parachever l'édifice complexe des textes concourant à la protection de l'enfance. Cette loi étend les champs dans lesquels doivent s'exercer la protection des mineurs et les actions de prévention. Elle affirme également la responsabilité des conseils généraux et des services qui en dépendent en matière de prévention et de protection des mineurs victimes. Elle rend obligatoire, sous certaines conditions, l'articulation avec le système judiciaire (obligation de signalement). Elle réglemente le recueil des informations, la création d'un service d'accueil téléphonique gratuit, la formation des professionnels, et exige qu'un rapport d'évaluation des pratiques soit présenté au Parlement tous les trois ans.

Les dispositions suivantes vont rappeler la nécessité d'une politique nationale et d'une implication de l'Etat :

- La loi du 6 mars 2000 instaure un Défenseur des enfants.

- La circulaire du 10 janvier 2001 organise la coordination par le préfet des autres acteurs de l'Etat (Education Nationale, Jeunesse et sport, hôpitaux, Direction départementale de l'action sanitaire et sociale).

- La loi du 2 janvier 2002 réaffirme les droits des personnes prises en charge, réglemente les autorisations des établissements et des services ainsi que leur évaluation.

- La loi du 2 janvier 2004 enfin rappelle la notion d'intérêt de l'enfant comme critère de décision du juge pour enfant. Elle crée également un Observatoire national de l'enfance en danger.

3.2 Le dispositif administratif

Le schéma 1 (Annexe 2) illustre l'organisation du dispositif administratif.
Le dispositif administratif de protection de l'enfance organise d'une part la prévention et d'autre part la protection de l'enfance en danger.

3.2.1 La prévention

Elle s'inscrit dans le contexte de la prévention et de l'action sociale auprès des familles en difficulté. On distingue la prévention primaire et la prévention secondaire.

- La prévention primaire
Il s'agit d'éviter que se constituent au sein des familles des conditions de vie propices au développement de violences ou de négligences à l'égard

des enfants en aidant les familles à assurer des conditions de vie minimum garantissant la santé, la sécurité, l'entretien et l'éducation de l'enfant.

Le service de la Protection maternelle et infantile (PMI) : sur une base territoriale, les centres de PMI proposent à la population des consultations médicales, paramédicales et psychologiques gratuites pour les femmes enceintes et les enfants jusqu'à six ans. Des suivis à domicile, effectués par des sages-femmes ou des puéricultrices, peuvent également être proposés aux familles les plus en difficulté sur le plan sanitaire.

Dès que des difficultés sont repérées par les services de PMI, un suivi particulier peut être mis en place : entretiens avec le médecin, le psychologue, la puéricultrice, le psychomotricien, accueil de l'enfant en halte-garderie, activités parents-enfants etc.

Une orientation vers des prises en charge plus spécialisées peut également être proposée, vers des structures de soins psychiques (CMP, CMPP), des structures d'accompagnement des enfants handicapés (CAMPS, SESSAD...), ou des structures de soins hospitaliers.

Le service de PMI peut donc permettre un repérage et une prise en charge précoces des troubles de la relation.

Le service social départemental : il est le plus souvent organisé au sein des circonscriptions d'actions sanitaires et sociales, sur une base territoriale. Il organise le suivi social des familles en difficulté, permettant l'accession à des aides financières ou à des revenus de substitution. Il est également sollicité en matière de logement et d'hébergement. Ce suivi, dans sa dimension pluridisciplinaire, est un outil de prévention pour les familles et permet un repérage de celles dont les difficultés peuvent entraîner des risques pour l'évolution des enfants. Le service social peut également orienter les familles vers des structures d'aides spécialisées (service de médiation, de conseil conjugal, structure de soins...).

L'aide financière de l'aide sociale à l'enfance : elle est attribuée à la demande du père, de la mère ou de la personne qui a en charge l'enfant. Elle doit permettre de stabiliser les conditions de vie de la famille, afin d'éviter les répercussions de difficultés financières sur l'enfant (alimentation, logement ou hébergement de la famille, mais aussi mode de garde ou bien frais de loisir). Le rapport Bianco-Lamy (1980) préconisait déjà le développement de cette aide comme alternative au placement de l'enfant pour des raisons économiques et financières. Elle peut également mobiliser les parents dans un projet autre que la simple survie, notamment dans l'exercice de leur rôle parental. Depuis la décentralisation et la mise en œuvre du revenu minimum d'insertion, l'attribution de cette aide est en recul régulier (Créoff 2006).

- La prévention secondaire

Elle intervient dans des contextes familiaux déjà tendus, pour éviter l'aggravation de la situation et remobiliser les parents dans leur rôle. C'est le service de l'Aide sociale à l'enfance qui intervient dans cette perspective en proposant aux familles des soutiens à domicile.

L'aide à domicile permet, par l'intervention d'un technicien de l'intervention sociale et familiale (TISF), d'apporter une aide à l'organisation du quotidien de l'enfant. Il peut s'agir d'une aide à l'entretien du logement, à la réalisation des courses, à la tenue du budget, à l'hygiène de l'enfant et de ses vêtements, à son accompagnement vers des structures de soins ou de loisirs. Le technicien peut aussi être un lien entre la famille et l'école. Il a donc un rôle d'aide immédiate et d'éducation. Il participe également à l'évaluation de la situation. Cette intervention comporte non seulement un niveau interne à la famille, d'accompagnement tutélaire, mais aussi un niveau externe à la famille, puisqu'il s'agit d'une aide institutionnelle qui participe au regard que la société va poser sur cette famille en difficulté.

Cette prestation est organisée directement par les départements ou par des associations subventionnées par lui.

L'action éducative intervient également à domicile (AED). Il s'agit d'une mesure contractuelle, entre le service d'Aide sociale à l'enfance et les titulaires de l'autorité parentale. Le contrat précise les objectifs de la mesure (rescolarisation, soutien des parents etc.), ses modalités (visites à domicile, entretiens éducatifs ou psychologiques, activités pédagogiques ou de loisirs etc.), et sa durée. Il nomme le travailleur social chargé de la mesure. Cette mesure peut être exercée par des équipes départementales de l'ASE ou des équipes associatives conventionnées et subventionnées par le service de l'ASE. Les services d'action éducative sont composés d'équipes pluridisciplinaires regroupant des éducateurs spécialisés, des assistants sociaux et des psychologues.

Cette action éducative intervient en amont des situations de maltraitance pour apaiser les conflits et étayer les compétences parentales, afin d'éviter le passage à l'acte en terme de violences ou de négligences graves. Elle aide l'enfant à accéder à une certaine autonomie pour être moins captif de la situation familiale et trouver des modèles identificatoires chez des adultes référents, autres que ses parents.

Les structures d'hébergement proposées par les services de l'ASE aux femmes enceintes et aux mères isolées avec un enfant de moins de trois ans ayant besoin d'une aide matérielle et psychologique sont également du registre de la prévention secondaire.

3.2.2 La protection

Lorsque les situations familiales mettent l'enfant en danger, le dispositif administratif de protection de l'enfance organise la mise à distance de l'enfant par son hébergement en dehors du domicile parental.

- L'accueil provisoire

Il s'agit d'une démarche contractuelle qui nécessite l'accord écrit des représentants légaux de l'enfant. Le contrat précise le lieu du placement, sa durée, les modalités des droits de visite et des droits d'hébergement des parents. Les parents conservent la totalité de leur autorité parentale, ils doivent donner leur accord pour toute décision concernant leur enfant. Ils peuvent également reprendre l'enfant à tout moment.

La protection accordée à l'enfant ne pourra donc être efficace que si les parents sont partie prenante dans cette décision de protection, ce qui est particulièrement délicat dans les situations de maltraitance intrafamiliale. Dans ces situations, l'implication des parents peut en effet empêcher l'enfant de considérer cet accueil comme véritablement protecteur de l'emprise parentale.

<u>- Le placement judiciaire</u>

Le dispositif administratif intervient dans ce cadre comme prestataire exécutant la décision judiciaire. Près de 80 % des placements décidés par l'autorité judiciaire sont confiés aux services de l'Aide sociale à l'enfance (Créoff 2006). Les placements peuvent également être confiés à des établissements ou des personnes privées, qui sont alors conventionnés et subventionnés par le conseil général.

Chaque département dispose ainsi d'un ou plusieurs *foyers de l'enfance*, chargés d'accueillir, notamment en urgence, les enfants confiés. La mission des foyers de l'enfance est principalement une mission d'observation et d'orientation.

Les autres structures collectives sont majoritairement associatives. A l'exception des pouponnières dont l'organisation est clairement définie par l'arrêté du 28 janvier 1974, aucune norme réglementaire ne fixe les conditions d'encadrement des mineurs. Le niveau d'encadrement des enfants et des jeunes est ainsi laissé à la seule appréciation des autorités départementales, et dépend souvent de l'effort budgétaire consenti.

Le département organise également l'accueil des enfants chez des *assistants familiaux*. L'assistant familial doit être agréé à titre permanent par le service de PMI. Il en existe actuellement 46 000 en France (Créoff 2006). L'assistant familial a un contrat de travail et doit obligatoirement bénéficier d'une formation. L'organisation du suivi des assistants familiaux n'est pas précisée dans les textes, il existe donc de grandes disparités départementales.

Le département organise également, en vertu du décret du 23 août 1985, le suivi des mesures d'accueil. Ce suivi consiste à organiser concrètement l'accueil de l'enfant, à s'assurer de la pertinence des orientations, du bien-être de l'enfant, du maintien des relations avec sa famille. Le travailleur social référent doit donc être le garant de la continuité et de la cohérence de la prise en charge, le lien entre les différents partenaires autour de l'enfant. Il doit également construire et maintenir le lien entre l'enfant et sa famille, ce qui peut rendre délicate sa place auprès de l'enfant et renvoyer en miroir la confusion familiale. Pour que celui qui accompagne l'enfant ne soit pas confondu avec celui qui accompagne la famille, ce suivi doit s'exercer au sein d'une équipe pluridisciplinaire.

Aucune norme ne fixe non plus le nombre de suivis par référent, qui peut varier de 15 à 45 suivis par travailleur social (Créoff 2006), ce qui là encore induit d'importantes disparités dans les prises en charge.

3.3 Le dispositif judiciaire

Le schéma 2 (Annexe 2) résume son organisation.
Il est saisi par l'intermédiaire du signalement ou bien par requête.

3.3.1 Le signalement

Le signalement est le plus souvent défini comme l'information circonstanciée écrite présentant une situation d'enfant en danger, adressée à l'autorité administrative et plus souvent à l'autorité judiciaire par l'intermédiaire du procureur de la République. Toute situation de maltraitance fait l'objet d'une obligation de signalement à l'autorité judiciaire lorsque l'évaluation est impossible et en l'absence de collaboration des parents (loi du 10 juillet 1989).

Chaque département se doit d'organiser un dispositif de recueil des signalements, en liaison avec l'autorité judiciaire. L'absence de définition de la maltraitance dans la loi de 1989 ainsi que l'obligation de signalement ont favorisé la judiciarisation de la protection de l'enfance et la banalisation des situations de maltraitance dans le traitement judiciaire (Manciaux, 2002).

Le Parquet reçoit l'ensemble des informations relatives aux situations d'enfants maltraités, qu'il s'agisse de signalements de professionnels du champ social, médical, de l'Education Nationale, de personnes privées mais aussi d'autres magistrats (juge pour enfants, juge aux affaires familiales). Le procureur de la République analyse les situations en fonction de leur caractère de danger et d'infraction pénale. En fonction de cette analyse, il pourra, selon les cas, classer sans suite, solliciter les services de l'ASE pour un complément d'évaluation, ordonner une information judiciaire ou bien saisir le juge pour enfants en assistance éducative s'il considère que la protection de l'enfant est nécessaire. Si cette protection est urgente et que l'enfant nécessite un éloignement de sa famille, il peut demander par ordonnance son placement provisoire (OPP), puis saisira le juge pour enfants.

3.3.2 L'assistance éducative

En dehors du procureur de la République, le juge pour enfants peut également être saisi par requête par les parents, la personne ou le service qui a la garde de l'enfant, ou par le mineur lui-même s'il est considéré comme capable de discernement.

Le recours à l'autorité judiciaire signifie qu'il faut l'expression d'une autorité contraignante vis-à-vis de l'exercice de l'autorité parentale, ce qui parait indispensable dans les situations de maltraitance.

L'article 375.1 du code civil prévoit que « *le juge pour enfants doit s'efforcer de recueillir l'adhésion de la famille à la mesure envisagée* ». Cela signifie qu'il existe un espace de négociation possible avec les parents pour déterminer la mesure. Cependant la mesure peut se maintenir même si l'adhésion des parents n'a pu être obtenue (Créoff 2006).

Le juge pour enfants a obligation d'auditionner toutes les parties avant de rendre sa décision : les parents ou le gardien de l'enfant, et l'enfant. Chacune des parties a droit au conseil d'un avocat et peut consulter le dossier d'assistance éducative. Ces mesures doivent garantir l'équilibre entre droit des parties et protection de l'enfant. En pratique, cet équilibre n'est pas aisé et les magistrats doivent utiliser toutes les possibilités de la loi pour assurer la protection du mineur.

Après l'audition des parties, le juge rend sa décision et peut demander des mesures d'investigation ou des mesures de protection.

- Les mesures d'investigation
Elles doivent préciser quelles peuvent être les modalités de l'action judiciaire. Il peut s'agir d'une enquête sociale, d'examens médicaux, d'expertise psychologique ou psychiatrique du père, de la mère ou du mineur, ou encore d'une IOE (Investigation et orientation éducative).

Ces mesures d'investigation ne doivent pas servir à cautionner le maintien de l'enfant au sein d'une famille maltraitante le temps d'y voir plus clair. Pour l'enfant concerné, la présence de travailleurs sociaux, spectateurs clairvoyants ou non de la maltraitance qu'il subit, constituera une forme de complicité des adultes et ruinera la confiance qu'il aurait pu avoir dans l'autorité judiciaire (Créoff 2006).

<u>- Les mesures de protection : l'aide éducative en milieu ouvert et le placement du mineur</u>
L'aide éducative en milieu ouvert (AEMO) : le magistrat doit maintenir le mineur dans son milieu à chaque fois que cela est possible.

L'AEMO est une mesure d'aide qui concerne l'ensemble de la famille, dans des situations où le mineur peut être maintenu sans danger immédiat pour lui dans son environnement. Elle est exercée par des services habilités, directement mandatés par le juge, le plus souvent associatifs et financés par le conseil général. Elle peut également être exercée par certains services de la Protection judiciaire de la jeunesse (PJJ) (centre d'action éducative et services éducatifs auprès des tribunaux).

Le problème actuel est la possibilité d'accomplir cette mesure dans de bonnes conditions. On observe en effet la multiplication des AEMO non exécutées car les services habilités disent ne pas disposer de moyens suffisants. De même, un rapport d'inspection réalisé dans un service de l'ASE par l'Inspection Générale des affaires sociales mesure qu'en moyenne l'activité directe d'un travailleur social auprès du mineur et de sa famille représente un jour par mois, ce qui parait totalement insuffisant pour garantir la protection d'un mineur (Créoff 2006). Ces situations peuvent fortement décrédibiliser l'action judiciaire aux yeux de la famille et aggraver la situation de l'enfant.

Le placement du mineur : il reste l'un des moyens les plus sûrs de protéger l'enfant dans les situations de maltraitance et de carences graves. Il peut être prononcé par jugement par le juge pour enfants ou bien par ordonnance en cas d'urgence par le procureur. L'Ordonnance de placement provisoire est de six mois, le juge pour enfant devant intervenir dans ce délai. L'enfant peut être confié à un membre de sa famille, à un tiers digne de confiance, à un service départemental de l'ASE, à un établissement habilité par la PJJ, à un établissement sanitaire ou d'éducation spécialisé (hôpital, IME, IMPro). La durée d'une mesure de placement peut aller jusqu'à deux ans (renouvelable). Les droits de visite et d'hébergement par les parents sont fixés par le juge. Il peut les suspendre provisoirement si l'intérêt de l'enfant l'exige.

Les mesures d'assistance éducative sont toujours provisoires. Le magistrat peut en prononcer la mainlevée à tout moment. La loi ne donne aucune précision quant aux motifs de mainlevée. Le critère de saisine du juge pour enfant étant le danger que court le mineur, il en est déduit que le fondement de la mainlevée sera l'atténuation ou la disparition du danger (Créoff 2006). Il n'est cependant pas rare que le juge prononce une mainlevée au vu de l'inapplicabilité de la mesure prononcée, par refus du mineur ou de ses parents, ou bien qu'il décide d'un retour de l'enfant dans sa famille sans s'assurer de l'absence de risque de récidive de la maltraitance (Créoff 2006).

Berger (2004) souligne que notre droit actuel organise la protection de l'enfant principalement autour de la notion de danger et que la notion d'intérêt de l'enfant n'est évoquée que sur la question des droits de visite et d'hébergement. La loi du 2 janvier 2004 est donc importante puisqu'elle rappelle que les décisions du juge doivent être prises aussi en fonction de l'intérêt de l'enfant.

Nous avons ainsi défini la notion de maltraitance et d'enfant en danger, et décrit les dispositifs de protection de l'enfance en France. Nous allons maintenant aborder les aspects psychopathologiques concernant les enfants relevant de ces dispositifs et leurs parents.

CHAPITRE 2. ASPECTS PSYCHOPATHOLOGIQUES

L'approche psychanalytique souligne l'importance fondamentale des expériences vécues par l'enfant dans ses toutes premières années et leur rôle dans la formation de sa personnalité d'enfant, d'adolescent, d'adulte et de parent (J. Noël et Soulé 1999).

La maltraitance, que l'on a définie plus haut par les violences physiques et psychologiques, les abus sexuels et les négligences, concerne surtout les enfants jeunes (ODAS 2005). On reconnaît dès les années quarante le rôle des séparations prolongées comme agents traumatisants, mais également de la carence de soins, qu'il s'agisse des soins alimentaires, physiques et affectifs, comme des facteurs majeurs de désadaptation.

Quelles sont les conséquences de la maltraitance sur le développement de l'enfant ?

Dans un premier temps, je ferai le point sur les aspects normaux du développement de l'enfant, en l'étudiant sous l'angle de l'attachement et de la séparation. J'aborderai ensuite les aspects psychopathologiques chez les parents maltraitants, en précisant la notion de parentalité et ses défaillances. Puis je décrirai les troubles de l'attachement et les aspects psychopathologiques chez l'enfant maltraité. Enfin je mettrai en évidence les problématiques soulevées par le placement.

1. Aspects normaux du développement de l'enfant : attachement et séparation

Pendant ses premières années, l'enfant vit deux mouvements en sens contraire : un processus d'attachement envers ceux qui s'occupent de lui et un processus de séparation, nécessaire à la formation de sa personnalité.

Attachement et séparation sont intimement liés. Si les conditions de l'attachement ne sont pas mises en place dans la relation précoce, les processus de séparation et d'autonomisation ne peuvent avoir lieu de façon satisfaisante (Peille 1997).

1.1 Théorie de l'attachement

Au cours de la Seconde guerre mondiale, de nombreux enfants sont devenus orphelins ou ont été séparés brusquement de leurs parents. Il a fallu les accueillir en grand nombre dans les institutions, où certains ont pu être observés par des psychanalystes intéressés par le développement psychique précoce de l'enfant. Ce fut le cas notamment, à Londres, d'A. Freud et de D. Burlingham qui observèrent des enfants dans les Hampstead Nurseries.

Aux Etats-Unis, Spitz et Goldfarb examinèrent des enfants élevés en collectivité et les comparèrent à des groupes témoins d'enfants élevés par leur mère. En France, J. Aubry à Paris fit de même. La publication en 1951 d'une brochure de l'Organisation Mondiale de la Santé sous la direction de Bowlby marqua une étape significative en officialisant les données des différentes recherches menées jusque là et en apportant des recommandations pour les soins donnés aux jeunes enfants.

Les premières études dans ce domaine se sont appuyées sur la théorie de l'étayage avancée par Freud (1905), selon laquelle le lien affectif à autrui (toujours de nature sexuelle dans la théorie psychanalytique) s'étaye sur la satisfaction des besoins vitaux de l'organisme. A la fin des années cinquante, Bowlby jugeant cette théorie insuffisante pour rendre compte de ce qu'il observait chez des enfants souffrant de carence de soins, fit appel à d'autres modèles, issus de l'éthologie, des sciences cognitives, des théories de l'information et de la cybernétique.

Dans sa théorie, Bowlby (1969) considère le besoin d'attachement comme un besoin primaire.

L'attachement a ainsi un avantage sélectif : la proximité maintenue auprès des figures adultes protectrices sert dans la lutte contre les dangers de l'environnement.

Le système d'attachement se définit comme ce qui maintient la proximité et son corollaire interne, le sentiment de sécurité. Tout ce qui favorise la proximité appartient au comportement d'attachement, qui est de nature innée.

Il est dirigé vers une figure d'attachement, personne qui s'engage dans une interaction sociale et affective durable avec le bébé et qui répond à ses signaux et ses approches. L'enfant a une tendance innée à s'attacher à une figure privilégiée (Holmes 1995).

La relation d'attachement se construit progressivement. M. Ainsworth (1989) définit quatre caractéristiques qui distinguent la relation d'attachement des autres relations sociales : la recherche de proximité, la notion de base de sécurité (c'est-à-dire exploration plus libre en présence de la figure d'attachement), la notion de comportement de refuge (retour à la figure d'attachement en cas de menaces) et les réactions marquées en cas de séparation. Les enfants s'attacheront à leurs parents, que ceux-ci remplissent ou non leurs tâches.

Le développement du système d'attachement est classiquement divisé en trois périodes :

- de zéro à six mois, où les processus de discrimination se mettent en place,
- de six mois à trois ans, où les schèmes d'attachement se mettent en place,
- après trois ans, où s'installe une relation réciproque : l'enfant développe une volonté propre et une compréhension des intentions de l'autre. Le développement de ses capacités de penser en fonction du temps et de l'espace augmente ses capacités cognitives et lui permet de supporter l'éloignement de sa figure d'attachement (N. Guedeney 2002).

La notion de sécurité et de base de sécurité, issue de la collaboration avec M. Ainsworth (Bowlby 1988), intervient comme un élément capital. Cela signifie la confiance dans l'idée qu'une figure de soutien, protectrice, sera accessible et disponible et cela quelque soit l'âge de l'individu. La proximité physique, nécessaire au début de la vie, devient un concept mentalisé et émotionnel et rejoint celui d'accessibilité. Si l'enfant a construit de manière solide une base de sécurité, il pourra explorer le monde qui l'entoure.

Souhaitant décrire la capacité de l'enfant à utiliser sa figure d'attachement comme base de sécurité, M. Ainsworth a imaginé, à la fin des années soixante, *la Situation étrange* qui est devenue un paradigme expérimental en matière d'attachement. Il s'agit d'étudier les effets d'une séparation courte d'un bébé de 12 à 18 mois avec sa mère, de leurs retrouvailles et de l'introduction d'une personne étrangère. Stayton et Ainsworth (1973), notant avec précision les réactions du bébé au départ de la mère et à son retour catégorisent ainsi trois groupes d'enfants :

- Les enfants attachés de manière *sécure* protestent à la séparation, retrouvent leur mère avec plaisir et peuvent retourner jouer après réconfort auprès d'elle.

- L'attachement *insécure* peut prendre deux formes : certains enfants présentent peu de manifestations affectives et semblent peu affectés par la séparation, ils tendent à éviter la proximité et le contact avec leur mère lors des retrouvailles et se focalisent surtout sur les jouets, leur attachement est dit *insécure-évitant*.

- D'autres montrent de la détresse à la séparation, avec un mélange de recherche de contact et de rejet coléreux, ils ont du mal à être consolés. Leur attachement est dit *insécure- ambivalent* ou *résistant*.

Plus récemment, Main (1985) a introduit un groupe d'enfants attachés de manière insécure, avec des comportements dont on ne comprend pas les intentions et qui paraissent désorganisées, interrompus ou bizarres, dépourvus de stratégie cohérente (attachement insécure, *désorganisé-désorienté*).

Considérée au départ comme une procédure standardisée pour explorer les modalités normales d'interaction mère-enfant, il s'est avéré que *la Situation étrange* était utile dans l'investigation des différences entre les dyades.

De nombreuses études chez des enfants de 12 à 18 mois ont mis en évidence une fréquence moyenne de 65% d'enfants sécures, 21% d'insécures évitants, 14% d'insécures ambivalents si l'on ne considère que les trois premières catégories et ce avec une remarquable constance interculturelle, du moins pour les pays industrialisés (Miocque 2002, Rabouam 2002).

S'agissant des représentations, Bowlby (1973, 1980) nomme modèles internes opérants (MIO) les modèles mentaux que l'enfant se construit. Progressivement, à partir des échanges avec son entourage familial, l'enfant va en effet développer des modèles de relation, qui, une fois mis en place, l'aident à comprendre, interpréter le comportement de ses proches, et anticiper les réactions d'autrui. L'enfant formerait simultanément un modèle de soi et un modèle d'autrui.

En fonction de l'efficacité de ses « *stratégies primaires d'attachement* » (Main 1990), l'enfant va adapter ses comportements en fonction des chances qu'il croit avoir de regagner le contact de sa mère, développant ainsi des « *stratégies secondaires* ». L'enfant pourra alors inhiber son système d'attachement (par exemple si sa mère ne supporte pas ses demandes affectives) ou bien l'activer (par exemple lorsqu'une réponse n'est obtenue que si l'enfant manifeste une détresse extrême). Lorsque l'enfant échoue dans sa tentative de s'adapter au parent et d'élaborer une stratégie d'attachement cohérente, Main et Solomon (1988) parlent de « *désorganisation* ». C'est ce qui arrive lorsque l'enfant ne trouve pas de protection auprès de sa figure d'attachement (par exemple lorsque l'enfant a peur de sa mère, cas des mères maltraitantes, Main et Hesse 1990).

Dans un premier temps, le modèle s'ajuste aux interactions vécues pour se constituer. Dans un second temps les expériences nouvelles sont assimilées au modèle existant, même si la correspondance est imparfaite. Ainsi un modèle interne est adapté à partir du moment où il opère dans un milieu proche de celui dans lequel il a été formé. Il est donc important que le MIO soit mis à jour au fur et à mesure des expériences nouvelles.

Dans certains cas, Bowlby souligne que des défenses peuvent venir contrecarrer cette actualisation. Il s'agit de biais dans le traitement de l'information, qui, visant à protéger le sujet d'évènements trop chargés émotionnellement, l'empêcheront d'intégrer certaines informations et d'ajuster le MIO aux expériences nouvelles.

1.2 Processus de séparation et d'autonomisation

L'enfant évolue d'une dépendance qui est totale vers une dépendance relative pour parvenir à l'indépendance. Il évolue aussi parallèlement du principe de plaisir au principe de réalité, de l'auto-érotisme aux relations objectales.

La théorie de l'attachement montre qu'un enfant peut se séparer s'il est assuré d'une base de sécurité affective, s'il peut s'appuyer sur une disponibilité maternelle suffisante et s'il se sent inscrit dans un destin d'être autonome.

Les séparations sont non seulement inévitables mais nécessaires. Se séparer, c'est accepter qu'il y ait un tiers, c'est aussi s'ouvrir aux fantasmes et à la dimension symbolique.

Selon M. Malher (1973), séparation et individuation sont deux processus complémentaires et douloureux. La souffrance de l'individuation correspond à la perte de l'illusion d'un objet qui viendrait satisfaire immédiatement tous les désirs, et au renoncement progressif à la toute puissance infantile devant l'épreuve de la réalité.

Le travail de séparation est ainsi à entendre comme une élaboration psychique inconsciente des représentations de soi et du monde objectal, élaboration exigée par les progrès de l'individuation, les multiples pertes infligées par l'existence autonome et les désirs antagonistes de l'entourage signifiant. Les positions conscientes et inconscientes du personnage maternant contribuent à faciliter ce travail ou en compromettre le déroulement.

Les séparations effectives ne sont évidemment pas sans incidence. Elles peuvent appeler la mise en œuvre d'aménagements défensifs précaires trop contraignants, risquent d'exagérer dangereusement la sensibilité du sujet aux défaillances de l'environnement, ou de ruiner toute possibilité d'engagement relationnel durable (Mille et Cassagne 1994).

1.2.1 La séparation comme processus psychique d'individuation

Les premiers mois de l'enfant sont marqués par un état d'indifférenciation entre l'enfant et les soins maternels, de symbiose entre la mère et l'enfant. L'adaptation aux besoins « *suffisamment bonne* » de la mère protège l'enfant des réactions aux empiètements de l'environnement et donc des menaces d'annihilation. Elle permet de maintenir « *un sentiment continu d'exister* » (Winnicott 1956). Le moi de la mère supplée celui de l'enfant et le rend puissant et stable. Si cette phase de maintien (« *holding* ») est satisfaisante, l'enfant peut s'aventurer avec confiance vers un monde autre que sa mère et différencier les représentations de son Self des représentations du Self liées à l'objet.

Selon M. Mahler (1975), cette première phase de différenciation commence vers le quatrième mois avec la construction d'une conscience du corps propre. A partir des expériences motrices, sensorielles et fonctionnelles, l'enfant en vient à avoir un extérieur et un intérieur, un moi et un non-moi.

A partir du neuvième mois et jusqu'au quinzième mois, les progrès de la motricité constituent un progrès capital dans l'affirmation de l'individualité. L'enfant s'éloigne physiquement de sa mère tout en réglant la distance optimale avec elle. C'est une période d'ajustement relationnel.

Vers le quinzième mois jusqu'au vingt-quatrième mois, l'enfant prend douloureusement conscience d'être séparé de son objet d'investissement privilégié. La perte de son omnipotence le rend vulnérable et fragile, et il sollicite avec plus d'insistance l'attention de sa mère. L'identification à la fiabilité des parents, le respect des règles et recommandations permettent d'inférer la constitution d'un bon objet interne et l'ébauche d'un surmoi.

Insistant sur les modalités des relations d'objet du nourrisson, M. Klein (1932, 1952) décrit la position dépressive, consécutive à la position schizo-paranoïde. Elle s'institue au cours du quatrième mois et est progressivement surmontée au cours de la première année. Elle peut être retrouvée dans le cours de l'enfance, notamment à l'adolescence, ou réactivée chez l'adulte. Dans la position paranoïde, l'objet (principalement le sein maternel) est partiel et clivé en « bon » et « mauvais » objet, l'angoisse est intense et de nature persécutive. Dans la position dépressive, l'enfant est désormais capable de percevoir sa mère comme personne totale, prise comme objet pulsionnel et introjectée. Le clivage entre « bon » et « mauvais » objet s'atténue, les pulsions libidinales et agressives convergent vers le même objet. De même, l'écart entre l'objet fantasmatique interne et l'objet externe se réduit. L'union des pulsions agressives et libidinales dans la visée d'un même objet instaure ainsi l'ambivalence, où amour et haine se rapprochent. L'angoisse se modifie également et devient dépressive, elle porte sur le danger fantasmatique de détruire et de perdre la mère du fait des pulsions agressives. Cette angoisse est combattue par divers modes de défense, comme les défenses maniaques ou des défenses plus adéquates que sont l'inhibition de l'agressivité et la réparation. L'élaboration de la position dépressive passe en effet par les capacités croissantes de l'enfant à réparer fantasmatiquement l'objet menacé par les pulsions. L'efficacité de ces mécanismes de réparation le rassure sur la résistance de l'objet aimé, dont l'introjection se trouve ainsi consolidée.

Tandis que prédomine la position dépressive, la relation à la mère commence à ne plus être exclusive et l'enfant entre dans ce que M. Klein a appelé « *les stades précoces de l'Œdipe* ».

Winnicott (1954) nomme la position dépressive « *stade de la sollicitude* » car c'est selon lui à cette période que l'enfant accède au stade de la compassion et au sentiment de culpabilité. Il insiste sur la nécessité d'un maternage suffisamment bon et que la survie de la mère soit assurée pendant cette période (« *que la mère maintienne la situation* »). L'enfant est alors capable de don (réparation), et la mère survit à ses attaques. Cela se répète jour après jour pour aboutir finalement au stade où l'enfant commence à reconnaître la différence entre le fait et le fantasme, ou entre la réalité externe et la réalité interne.

H. Segal (1982) écrit « *Si l'enfant a été capable d'édifier avec une relative sécurité dans la position dépressive un bon objet interne, les situations d'anxiété ne mèneront pas à la maladie, mais à une résolution fructueuse conduisant à des enrichissements et à des créations futures.* »

Pour M. Mahler (1975), c'est seulement entre 2 et 3 ans que débuterait la permanence de « *l'objet émotionnel* » et que se consoliderait l'individualité (et l'identité sexuelle). La permanence de l'objet signifie que l'image maternelle est intrapsychiquement disponible pour l'enfant, lui donnant soutien et réconfort, c'est-à-dire qu'une bonne image d'objet stable et sûre est acquise. Cette permanence de l'objet permet l'attente de la satisfaction et son anticipation confiante, la tolérance à la frustration et à l'angoisse.

Selon Bowlby (1984), le nourrisson développerait dès la fin du 1er semestre une sorte de représentation élémentaire de sa figure maternelle. Sa capacité de se la remémorer quand elle est absente ne serait effective qu'à partir de 8 ou 9 mois. Il parviendrait à se l'imaginer absente à partir de 1 an. A 18 mois, la plupart des enfants « *élevés dans une famille attentive* » se montrent capables d'évoquer les proches temporairement éloignés. Ils peuvent sans difficulté supporter les séparations courtes qui rythment leur journée.

Winnicott (1958) accorde également une valeur particulière à la capacité d'être seul en présence de quelqu'un. C'est seulement quand le petit enfant sait pouvoir s'appuyer sur l'existence ininterrompue de sa mère qu'il lui est permis d'exister lui-même pleinement sans qu'il ait besoin de la solliciter ou d'attendre des sollicitations de sa part.

On sait enfin le rôle de miroir que Winnicott (1974) attribue au regard maternel. Il convient également de mentionner les travaux de J. Lacan sur la description du stade du miroir comme « *formateur de la fonction du Je* » (1966). Le stade du miroir, en tant que conquête de l'image de son propre corps, doit être compris comme une identification qui met fin au fantasme du corps morcelé pour instaurer l'unité du corps propre.
L'enfant en présence de sa mère se voit dans le miroir à côté de sa mère, comme un individu séparé et distinct d'elle.

M. Mahler (1975) suppose que la crise de rapprochement du dix-huitième mois peut être un précurseur nécessaire voire la première manifestation de la névrose infantile (comprise comme moment d'organisation des conflits

52

pulsionnels). C'est bien parce que l'enfant échoue à se situer comme seul objet du désir de sa mère, et qu'il rencontre un tiers séparateur, qu'il progresse dans la dialectique oedipienne (Dor 1992).

Comme l'écrit Penot (1985) « *le Surmoi paternel vient en quelque sorte prendre la place de l'objet anaclitique comme garant de la sécurité interne du sujet.* »

Ce Surmoi reste encore fragile et dépendant des parents, il serait soumis à des mouvements « *d'externalisation* » et de « *réinternalisation* » pendant la période de latence. Même si l'individuation est parfaitement établie, l'économie psychique de l'enfant resterait très incomplètement autonome jusqu'à la puberté (Denis 1979, Penot 1985).

L'adolescence est d'ailleurs conçue comme une deuxième étape du processus de séparation-individuation (Blos 1985, Chartier 1992, Jeammet 1990, Jeammet 1999). Les transformations corporelles, le développement de la pensée formelle, les sollicitations sexuelles poussent à l'individuation, mais obligent le sujet à remodeler ses représentations du Soi et a fortiori ses représentations liées aux objets internalisés dans la petite enfance.

Une reprise du travail de différenciation doit pouvoir s'accomplir, permettant à l'adolescent de s'appuyer sur ses objets internes pour répondre à ses besoins narcissiques accrus sans se sentir menacé d'indistinction fusionnelle.

On ne saurait mésestimer l'incidence des réponses parentales sur le « *travail de différenciation et d'intériorisation des instances* » (Jeammet 1980) dont l'adolescent doit s'acquitter. Leur indisponibilité, comme leurs contre attitudes passionnées risquent pareillement de le compromettre.

1.2.2 Rôle des séparations effectives dans le processus de séparation-individuation

Les frustrations, induites par les expériences de séparation, contribuent au développement du sens de la réalité. Seul l'éprouvé de la souffrance ainsi provoquée pourrait venir récuser la satisfaction hallucinée du désir et permettre la prise en compte de l'existence d'une réalité « *hors psyché* » (Mille et Misès 1992).

Pour S. Freud (1920 a), c'est la séparation d'avec l'objet qui provoque sa représentation. C'est dans l'alternance de la présence et de l'absence de la mère que l'objet se constitue, que la conscience de soi peut se dessiner. Penser serait alors d'abord penser l'absence (Green 1974), c'est-à-dire tolérer, contenir, élaborer la souffrance inhérente aux pertes infligées par l'existence autonome de l'objet d'investissement.

Pour Winnicott (1975), ce sont les souvenirs des bonnes expériences, où la situation a été maintenue, qui aideraient l'enfant à surmonter l'absence, et lui fourniraient « *la base de l'objet transitionnel* », qui lui permettraient de développer l'espace potentiel conçu, dit-il, comme « *un espace de séparation peuplé de symboles d'union* » .

Par le jeu, l'enfant peut également reproduire « *la scène de la disparition et de la réapparition* » de la mère (Freud 1920 a), et récupérer ainsi la maîtrise d'un évènement qui lui échappe. Par le jeu l'enfant accède à la symbolisation qui l'aide à surmonter la perte.

Mais ces absences où s'origineraient pensée, symbole et fantasme sont à concevoir comme des séparations sur fond de présence, des séparations de routine, inscrites dans le cours normal des évènements quotidiens du jeune enfant. C'est à ce titre qu'elles fournissent une contribution décisive au sentiment de l'enfant d'être une personne séparée.

Il est aussi des séparations inacceptables pour l'organisation psychique naissante de l'enfant, qui mettent à l'épreuve le processus de séparation-individuation, et que nous étudierons plus loin.

Les processus d'attachement et de séparation concernent l'enfant dans sa relation à ses parents. Cela nous conduit à regarder de leur côté, à nous interroger sur leur propre histoire et la façon dont ils vivent leur parentalité.

2. Aspects psychopathologiques des parents maltraitants

2.1 Notion de parentalité et ses défaillances

C'est pour décrire le processus de parentification que le terme de parentalité a été introduit dans le vocabulaire psychologique et psychopathologique. Le terme de maternalité a d'abord été utilisé par Racamier (1961), qui s'inspirait des travaux de Bibring (1959) pour décrire les transformations de la personnalité et du fonctionnement psychique de la mère pendant la grossesse et au début de l'existence de l'enfant.

La définition du terme de parentalité peut s'élargir aux différentes fonctions qui incombent aux parents.

Houzel et *al* (1999) distinguent plusieurs aspects d'analyse dans la notion de parentalité : l'exercice de la parentalité, l'expérience de la parentalité et la pratique de la parentalité avec les défaillances qui leur sont associées. Ces trois aspects sont, dans la réalité, difficilement dissociables.

2.2.1 L'exercice de la parentalité

Cet aspect se situe à un niveau symbolique et renvoie à l'identité de la parentalité. L'exercice de la parentalité a trait aux droits et aux devoirs qui sont attachés aux fonctions parentales, à la place qui est donnée dans l'organisation du groupe social à chacun, l'enfant, le père, la mère, dans un ensemble organisé et notamment dans une filiation et une généalogie. L'exercice de la parentalité inclut l'autorité parentale mais ne se réduit pas à elle.

D'un point de vue anthropologique, l'approche structuraliste de Lévi-Strauss (1949) oppose les structures élémentaires de la parenté, rencontrées le plus souvent dans les sociétés traditionnelles, où sont prescrits non seulement les individus qui ne peuvent devenir des conjoints (interdit de l'inceste), mais aussi ceux qui peuvent le devenir ; et les structures complexes, rencontrées plutôt dans les sociétés industrielles, qui ne comportent que les règles négatives indiquant les conjoints interdits.

Trois types de liens sont possibles au sein d'une famille : le lien d'alliance (mari/épouse), le lien de filiation (père/fils), et le lien de consanguinité (frère/sœur). Ces liens définissent la structure de la famille nucléaire, avec les droits et les devoirs de chacun mais aussi les modes relationnels qui sont prescrits par ces liens.

Le point de vue juridique est important dans nos sociétés contemporaines de droit écrit. Le droit est à la fois trace de l'évolution d'une société et organisateur des règles d'échange et de transmission.

Le droit de filiation a ainsi subi beaucoup de fluctuations au cours de l'histoire. Si le lien d'alliance organise toujours la parenté, celle-ci étant fondée sur les liens du mariage chrétien (droit canon puis code Napoléon), le lien de filiation biologique prend plus d'importance dans le droit moderne, le père pouvant reconnaître l'enfant en l'absence de mariage, et la filiation naturelle pouvant être établie avec certitude. Les progrès de la procréation médicalement assistée ont conduit par la suite à privilégier à nouveau d'autres liens que le lien biologique.

Parallèlement à ces fluctuations du droit de filiation, les droits et les devoirs parentaux ont également oscillé entre une prévalence donnée à l'autorité du père et une prévalence donnée à celle de la mère, pour aboutir récemment à la notion d'autorité conjointe (article 371-2 du code civil, loi du 4 juin 1970, loi du 22 juillet 1987 et loi du 8 janvier 1993).

Soulignons que le système généalogique est une construction culturelle dont la valeur est non seulement de dire « qui est qui », mais aussi d'insérer chacun dans un système de représentation qui est un ordre symbolique du monde, de transformer le simple fait reproductif en une suite de générations et en définitive en histoire de l'humanité   (Houzel et *al* 1999).

D'un point de vue psychanalytique, l'organisation de la psyché individuelle ne peut se comprendre sans référence au groupe dans lequel elle se développe.

Freud a ainsi décrit le conflit oedipien comme conflit organisateur du psychisme et aussi comme la structure régissant les liens libidinaux et fantasmatiques des membres du groupe familial.

Jacques Lacan (1938) a souligné les aspects structuraux de la psyché en identifiant trois « *complexes familiaux* » organisateur de la psyché : le complexe de sevrage, le complexe d'intrusion (rattaché au lien de consanguinité) et le complexe d'oedipe décrit par Freud.

L'organisation de la psyché ne se réduit pas néanmoins à des formes pures, et l'exploration de la transmission entre génération a montré la complexité de ce qui pouvait être transmis.

Dans les cas de parentalités défaillantes, les liens entre les générations sont souvent précaires et les ruptures, généalogiques ou culturelles (parents immigrés) fréquentes. Ces ruptures conduisent à des confusions et des passages à l'acte, menaçant la structure psychique comme la structure sociale. Dans ce cadre, la justice a alors un rôle organisateur et régulateur.

On peut évoquer la notion de « *parentalité partielle* » (Houzel 1999) c'est-à-dire une parentalité dont l'exercice ne serait pas complet mais dont certains aspects pourraient être exercés par les parents, sous réserve parfois de mesure de justice, le plus souvent d'étayage de l'administration de l'ASE, d'accompagnement social et de traitement.

2.1.2 L'expérience de la parentalité

L'expérience de la parentalité correspond à l'expérience subjective, consciente et inconsciente, de devenir parent et de remplir les rôles parentaux. On peut décrire cette expérience sous deux aspects : le désir d'enfant et la transition vers la parentalité ou parentification.

- le désir d'enfant
La référence au seul instinct semble, pour l'espèce humaine, insuffisante pour rendre compte de ce désir.

Freud faisait dériver le désir d'enfant essentiellement de l'amour narcissique (choix d'objet narcissique). Les hypothèses de Freud privilégient le sexe masculin, seul sexe pour lui connu de l'enfant.

D'autres psychanalystes, notamment Hélène Deutsch (1949) et Mélanie Klein ne l'ont pas suivi sur ce point. Pour Mélanie Klein, le désir d'enfant dans les deux sexes découle de l'Œdipe précoce, où l'objet désiré, la mère, est en même temps menacée de destruction par la violence des pulsions. Il y a donc un processus de réparation, qui introduit l'objet paternel, chargé à la fois de protéger la mère de la destructivité des pulsions infantiles et de restaurer ses qualités et sa fécondité. On voit donc apparaître un fantasme de « bonne scène primitive » où chacun des parents répare l'autre et préserve l'enfant de la qualité des liens qu'il a avec lui. C'est l'identification de l'enfant à ses bons objets parentaux, unis dans une relation d'amour et de fécondité qui fonde pour Mélanie Klein le désir d'enfant dans l'un et l'autre sexe.

Les systémiciens, dont I. Borszormenyi-Nagy (1966), ont décrit le désir d'enfant en s'appuyant sur les notions de dette et de loyauté. L'ancien enfant, devenu adulte, serait débiteur vis-à-vis de ses parents dont il a reçu la vie. Le fait de les quitter physiquement et surtout psychiquement en s'engageant dans un processus d'individuation crée cette dette, qu'il doit, à l'égard de la génération précédente, rembourser en devenant parent à son tour.

 - La parentification
Par ce terme on désigne les processus psychiques qui se déroulent chez un individu qui devient père ou mère (Stoleru 1989).

Winnicott (1956 a) a décrit « la *préoccupation maternelle primaire* » comme un état qui se développe pendant la grossesse et les premières semaines de l'enfant, et qui a ensuite tendance à être refoulé. Il s'agit d'un état d'hypersensibilité de la mère caractérisé par un repli narcissique, nécessaire pour lui permettre d'accueillir l'enfant et de s'adapter le mieux possible à ses besoins afin de lui assurer « *un sentiment continu d'exister* ».

Pour T. Benedek (1970), la parentalité parcourt tous les stades libidinaux correspondant à ceux du développement de l'enfant. Parentalité et développement se renforcent mutuellement dans une spirale transactionnelle.

Plus récemment, M. Bydlowski (1991) a décrit « *la transparence psychique de la grossesse* ». Cet état, qui commence dès les premières semaines de la grossesse, se caractérise « *par une grande perméabilité aux représentations inconscientes, par une certaine levée du refoulement* ». Le discours de la femme enceinte est envahi par des fantasmes régressifs et des remémorations infantiles, ses propos sont « *principalement nostalgiques, centrés sur l'enfant qu'elle a été et qui va disparaître (surtout chez les primigestes) pour laisser place à une identité nouvelle, celle de mère* » (Bydlowski 1999).

Stern (1997) a décrit « *la constellation de la maternité* ». Il s'agit de l'organisation du psychisme de la femme qui se développe pendant la grossesse, du moins dans les sociétés occidentales, durant une période de quelques mois à quelques années. Elle comporte un certain nombre de tendances, de sensibilités, de fantasmes, de peurs, de désirs spécifiques. Elle correspond à trois types de discours que Stern a appelé « *la trilogie de la maternité* » : le discours de la mère avec sa propre mère (en tant que mère d'elle-même enfant), le discours de la mère avec elle-même, le discours de la mère avec son enfant. Ses intérêts se dirigent plus vers sa mère que vers son père, plus vers les femmes que vers les hommes, plus vers le développement de son bébé que vers sa carrière professionnelle, plus vers son mari en tant que père qu'en tant que partenaire sexuel.

Stern reconnaît l'importance des facteurs biologiques, notamment hormonaux dans l'organisation de cette constellation, mais il donne la priorité aux facteurs socioculturels. Il insiste sur le fait que cette constellation se substitue à l'organisation oedipienne et qu'on ne peut pas la faire découler de celle-ci.

Le processus de parentification des pères est beaucoup moins bien connu. Tout porte à penser qu'il existe chez les pères une crise d'identité profonde au moment de l'accession à la paternalité. Les symptômes de couvade, les fréquentes décompensations pathologiques et l'augmentation des ruptures conjugales au cours de la grossesse de leur femme, ou après son accouchement, témoignent de l'intensité des remaniements qui peuvent s'observer chez les pères pendant cette période de transition vers la paternalité (Houzel et *al* 1999).

La période qui précède la naissance est aussi riche en fantasmes anticipateurs et en souhaits émis par les futurs parents : l'enfant imaginaire, enfant du rêve, prend déjà sa place dans le mythe familial, en continuité avec ceux dont les deux parents sont porteurs. A la naissance, l'enfant réel est différent de celui du rêve, mais habituellement ce décalage s'estompe très vite : la reconnaissance par l'entourage familial, l'investissement sensoriel de l'enfant, le plaisir échangé entre parents et enfant aide à faire le deuil de l'enfant merveilleux (Soulé 1981).

Au total le succès de la parentalité résulte d'un équilibre d'ensemble entre les différents types d'investissements parentaux : entre investissement narcissique et investissement objectal de l'enfant par chacun des deux parents, entre investissement parental et investissement conjugal, entre rôle maternel et rôle paternel.

L'intégration harmonieuse, dans chacun des deux parents et dans le fonctionnement du couple parental, des deux pôles maternel et paternel du psychisme humain joue sans doute un rôle fondamental dès le début de l'existence de l'enfant. La parentification connaît de profonds remaniements au fur et à mesure que l'enfant se développe et s'individualise. Dans la constellation oedipienne qui remplace la constellation de la maternité, chacun des parents doit médiatiser la relation de l'enfant à l'autre parent. Sans cette médiatisation des objets parentaux l'un par l'autre, les relations pulsionnelles, fantasmatiques et affectives seraient trop violentes et destructrices (Houzel et al 1999).

Une parentification difficile ou qui a échoué est souvent à l'origine d'une parentalité défaillante.

On note fréquemment dans l'anamnèse de ces parents des mauvais traitements et des carences dans leur enfance (Drouet et Rouyer 1986, Crivillé 1996, Agostini 1996). S. Fraiberg (1983) a décrit les « *fantômes qui hantent la chambre d'enfant* » où l'enfant est porteur dès sa naissance d'une histoire familiale traumatique. Lebovici (1981) évoque l'enfance occultée de ces parents qui les enferme avec leurs enfants dans une « *gangue généalogique* ». Ces éléments pose la question de la transmission intergénérationnelle et de la répétition (Ney 1989). En fait, les résultats diffèrent en fonction des études et des méthodes utilisées (Crivillé 1996, Lecomte 1997, Manciaux 2002). Ainsi Lecomte (1997) rapporte que ce taux de transmission peut varier en fonction de la procédure utilisée, de 18% selon une procédure prospective (sur 49 parents qui ont été des enfants maltraités, 9 deviennent des parents maltraitants) à 90% selon une procédure rétrospective (sur 10 enfants maltraités, 9 sont issus de parents qui ont été maltraités dans leur enfance, il s'agit du même échantillon). Ce que l'on peut dire, c'est que tous les enfants maltraités ne deviendront pas des parents maltraitants, mais que beaucoup de parents maltraitants ont vécu des expériences de séparation et de discontinuité, une histoire où manquent « *des expériences structurantes, continues et suffisantes pour leur permettre de situer les rôles parentaux et d'intérioriser les interdits*» (Drouet et Rouyer 1986).

 Les évènements pénibles contemporains de la grossesse, de la naissance, les déceptions concernant les caractéristiques du bébé sont plus difficilement surmontés. De plus l'isolement, l'absence d'ancrage dans une famille unie, et dans certains cas les mauvaises conditions de vie nuisent à l'investissement positif de l'enfant. Les profondes blessures narcissiques chez chacun des parents rendent difficile une réelle élaboration de leur parentalité.

Certains couples sont dans l'impossibilité psychique de faire une place à l'enfant. F. Cahen (1978) a décrit les couples symbiotiques, où les deux conjoints sont dans une dépendance réciproque qui ne laisse pas de place à un enfant, et des couples parentifiés, où chacun des partenaires joue alternativement le rôle de l'enfant de l'autre partenaire. M.Drouet et M. Rouyer (1986) précisent que, dans ces types de couple, la relation d'objet est de type anaclitique. Chacun peut être l'objet narcissique complémentaire de l'autre. L'enfant exige d'eux une relation de don qu'ils ne peuvent lui dispenser. Le couple peut alors projeter sur l'enfant les mauvais objets internalisés, l'enfant devenant alors un persécuteur.

Dans les couples conflictuels (Drouet et Rouyer 1986), le couple a un fonctionnement sadomasochiste où les conflits sont un mode de relation habituel où alternent la violence et la réconciliation. Ce jeu pervers maintient un climat insécurisant dont l'enfant est souvent le jouet. Alternativement séduit ou maltraité pour faire souffrir l'autre, il subit des investissements variables et contradictoires.

On peut aussi décrire l'enfant parthénogénétique dans le fantasme maternel, où le père n'est jamais évoqué. La relation avec l'enfant est trop proche ou érotisée, mais l'enfant ne peut être un partenaire satisfaisant et les châtiments physiques sont alors une autre forme de corps à corps. Pour d'autres mères, l'enfant est fantasmatiquement l'enfant de leur père, il les représente aussi elles-mêmes comme porteuses de désirs incestueux qu'il faut punir.

2.1.3 La pratique de la parentalité

La parentalité désigne les tâches quotidiennes que les parents ont à remplir auprès de l'enfant, c'est-à-dire le domaine des soins parentaux, physiques et psychiques (Houzel et al 1999).

La notion d'interaction parents-enfant permet de souligner la participation active de l'enfant dans ses liens avec ses parents. On a pu dire que c'était le bébé, surtout s'il est l'aîné de sa fratrie, qui crée sa mère ou son père. Ses compétences lui permettent non seulement de recevoir très tôt des informations de son entourage, mais aussi d'envoyer des messages qui vont plus ou moins modeler cet entourage.

S'intéressant aux soins parentaux, Bowlby (1988) a appelé « *caregiving* » les soins physiques et affectifs donnés à l'enfant. Selon Georges et Solomon (1999), le système de caregiving est la réciproque du système d'attachement et sa fonction adaptative est la protection des jeunes. Régulé par les émotions, le système de caregiving interagit avec les autres systèmes comportementaux des parents.

Il existe une corrélation étroite entre les modèles de représentation de l'attachement des mères et la qualité de l'attachement de leurs enfants (Rabouam 2002).

M. Ainsworth a étudié les qualités du caregiver : sensibilité maternelle aux signaux du bébé, acceptation des comportements du bébé, coopération avec les rythmes du bébé et disponibilité émotionnelle.

D'un point de vue psychanalytique, Mille et *al* (1994) décrivent les principales fonctions maternelles nécessaires à la maturation du Moi de l'enfant :

- La fonction de maintenance définit la solidité, la fiabilité de la présence maternelle, ainsi que son accessibilité immédiate. Elle offre un cadre de référence, une permanence, qui résistent aux attaques et aux épreuves, dont l'enfant peut vérifier l'intégrité et l'indéfectibilité.

- La fonction de contenance est plus complexe.

Par son rôle de « *pare-excitation* », la mère protège le bébé d'un excès de stimuli. Par ses actes et sa capacité de rêverie, elle organise les perceptions de son enfant en expériences génératrices d'un éprouvé qui peut être contenu, et ménage un espace psychique à la pensée.

Ainsi on peut distinguer *la fonction d'enveloppe maternelle* qui correspond à une disponibilité émotionnelle, une sensibilité aux affects manifestes ou latents, une tolérance aux mouvements pulsionnels (Green 1988), une capacité à protéger l'enfant des excès d'excitation ; et *la fonction de conteneur* qui s'apparente à la fonction alpha liée à la rêverie maternelle (Bion 1979). Il s'agit de transformer en pensée et de détoxifier les sensations et les émotions qui tourmentent le nourrisson.

Stern (1989) utilise le terme « *d'accordage* » pour désigner la capacité de refléter par une mimique, une attitude, un comportement, l'état émotionnel de l'enfant. Cette réponse n'est pas une simple imitation mais une interprétation mimogestuelle qui conforte « *la mise en sens* » effectuée par les mots.

- La fonction d'individuation du Soi suppose le souci maternel de renvoyer à l'enfant une image unifiée, de conforter son identité propre en appréciant ses progrès, en encourageant ses efforts d'autonomie, en mettant en récit sa vie quotidienne. La mère contribue à tisser la trame temporelle de l'enfant, à l'inscrire dans la succession des générations.

Plus encore que la fonction précédente, cette fonction ne s'accomplit qu'en référence à un tiers symbolique. Grâce à cette référence, la différenciation de l'objet d'attachement peut trouver une voie privilégiée pour se poursuivre et pour aboutir.

Ces fonctions maternelles doivent évoluer progressivement et s'ajuster aux progrès maturatifs de l'enfant.

La pratique de la parentalité est l'aspect des fonctions parentales le plus souvent délégué, soit partiellement, soit totalement. La question des soins masque souvent les autres dimensions de la parentalité dans les décisions institutionnelles (Houzel et *al* 1999).

Les projections par les parents de leurs traumatismes et de leur souffrance infantile sur leur enfant peuvent créer des interférences, parfois dramatiques, dans la pratique de la parentalité. L'enfant devrait, dans le fantasme de ses parents réparer ces traumatismes, mission qu'il est bien sûr incapable de remplir. La déception qu'éprouve le parent peut alors aboutir à des états de rage narcissique, source de passages à l'acte dangereux. L'incapacité de ces parents de sentir la souffrance qu'ils infligent à leurs enfants est en partie liée au blocage des affects et à l'impossibilité qu'ils ont eu à reconnaître leur propre souffrance (Drouet et Rouyer 1986).

L'enfant est parfois parentalisé, c'est-à-dire qu'il doit non seulement prématurément faire face à des responsabilités trop lourdes, mais aussi se soucier des adultes en souffrance qui l'environnent, jouer plus ou moins pour eux un rôle parental. Il présente l'hypermaturation décrite par Bourdier (1972) chez les enfants de parents malades mentaux.

2.2 Personnalité des parents maltraitants

Il n'existe pas de nosographie psychiatrique précise qualifiant les parents maltraitants. La majorité d'entre eux peut donner l'apparence de la normalité, et la pathologie révélatrice de failles narcissiques de la personnalité est surtout évidente dans les relations avec l'enfant.

Le rôle des traumatismes précoces et de la carence affective, ainsi que de trois affections psychiatriques : psychopathie, paranoïa et perversion ont été soulignés par plusieurs auteurs (Drouet et Rouyer 1986, Balier 1988, Criville 1991). L'alcoolisme et la toxicomanie sont des facteurs surajoutés facilitant et aggravant le passage à l'acte. La débilité, plus souvent acquise chez des personnalités gravement carencées, est facteur d'inconséquence provoquant des accidents, des négligences graves (Manciaux 2002).

Dans le cas des mères suivies pour psychose, la grossesse peut être ressentie pour certaines avec des perceptions bizarres, le foetus étant vécu comme un corps étranger, l'accouchement se déroulant dans l'angoisse ou dans l'indifférence. Pour d'autres, la grossesse a pu permettre une amélioration de leur état, et la période de préoccupation maternelle primaire se passe bien. Néanmoins, les capacités de maternage sont souvent perturbées, avec notamment une indifférence aux réactions émotives de l'enfant. Le désir de fusion et la crainte d'anéantissement peuvent entraîner des comportements inadaptés voire dangereux.

Winnicott (1961), à travers l'histoire d'Esther, évoque le passage à l'acte chez une mère psychotique comme la seule alternative devant l'angoisse que provoquaient chez elle les premiers signes d'autonomisation du bébé.

M. David (1981) parle « *d'un tête à tête dangereux pour la mère et pour l'enfant* », où l'angoisse du nourrisson et celle de sa mère se renvoient en miroir. L'enfant est démuni de la sollicitude maternelle qui devrait le protéger de ses angoisses primaires.

Kreisler (1995) décrit quant à lui ces parents comme des personnalités en mosaïque sur un fond d'immaturité et de carence dominées par un fonctionnement prégénital. La menace d'un effondrement dépressif est fréquente, elle témoigne de blessures narcissiques anciennes et se manifeste à travers une profonde mésestime de soi, un sentiment de vide, une demande affective inassouvissable.

Pour les psychanalystes, les travaux de Freud (1920) demeurent une base de référence dans les recherches sur le passage à l'acte et sur le rôle du traumatisme dans l'organisation de la personnalité. La clinique de la maltraitance est associée à Ferenczi (1933) qui a dénoncé l'impact de la violence des adultes à l'égard de l'enfant et les séquelles de ces traumatismes chez l'adulte. L'enfant, selon Ferenczi, se soumet totalement à la volonté de l'agresseur et s'identifie à lui en introjectant sa culpabilté (identification à l'agresseur).

Kreisler (1999) émet l'hypothèse de la conjonction de deux facteurs chez les parents maltraitants : une pathologie de l'instance agressive d'une part et d'autre part des anomalies dans le secteur des affects éprouvés par l'adulte à l'égard de l'enfant (sentiment maternel et paternel). Ces hypothèses rejoignent celles de Bergeret (1984) sur la « *violence fondamentale* », qui serait incomplètement intégrée chez les adultes maltraitants.

3. Troubles de l'attachement

3.1 Notion de carences en soins maternels et séparation

On a vu l'importance des processus d'attachement et de séparation dans le développement normal de l'enfant ainsi que les conditions affectives optimales pour le développement psychique d'un enfant. Les notions de carence de soins maternels et de séparation ont été particulièrement décrites dans le contexte de la Seconde guerre mondiale (Bowlby 1951).

3.1.1 Notion de carence en soins maternels

Au sens premier du terme, carence signifie manque, insuffisance sur le plan quantitatif. Cette insuffisance peut se manifester dans les soins ou bien dans les interactions. La référence aux interactions a l'avantage de faire intervenir à la fois la mère et l'enfant (Loutre Du Pasquier 1981).

Les situations de carence peuvent ainsi concerner :

- l'enfant vivant en institution, sans substitut approprié ;
- l'enfant vivant avec sa mère lorsqu'elle ne lui procure pas un maternage suffisant ou adapté ;
- l'enfant peu apte à l'interaction, qui du fait de son inaptitude, n'est pas capable de recevoir suffisamment.

A la dimension quantitative, on peut aussi ajouter une dimension qualitative. On parle alors de distorsion des relations (Prugh et Harlow 1961), quelle que soit leur importance quantitative. Il peut s'agir aussi de discontinuité dans les relations, même si quand l'enfant est en présence de sa mère il y a interaction en quantité et en qualité suffisante. Cela correspond aux situations de séparation.

Le concept de carence de soins peut alors être défini comme une insuffisance dans les interactions mère/enfant, soit en quantité, soit en qualité, soit en continuité.

En pratique, ces trois dimensions de la carence sont souvent intriquées et il est difficile d'en apprécier isolément les effets respectifs (Lebovici et Soulé 1972).

Spitz (1945) a décrit la dépression anaclitique où l'enfant privé de soins maternels atteint un état d'hébètement stuporeux, et l'hospitalisme avec l'apparition d'un retard psychomoteur important et de troubles psychomoteurs graves. Spitz souligne aussi l'arrêt des activités autoérotiques et le retournement de l'agressivité contre soi, du fait de l'impossibilité de la décharge des pulsions agressives, avec une défusion des pulsions libidinales et agressives. Les enfants concernés par ce type de troubles sont les enfants qui ont eu préalablement de bonnes relations avec leur mère.

La notion de carence est souvent associée à celle de séparation dans la littérature. La séparation peut entraîner une situation de carence par la discontinuité qu'elle engendre, qu'elle s'accompagne ou non d'insuffisance ou de distorsion. Toutefois, il peut y avoir aussi situation de carence sans séparation.

3.1.2 Séparation

On a vu plus haut l'importance des séparations de routine qui rythment normalement la journée d'un enfant. Qu'en est-il des séparations inhabituelles par leur durée ou le moment où elles surviennent ?

Les réactions à la séparation, dont la durée se prolonge, ont été étudiées à l'aide d'observations directes en contrôlant trois principales variables : l'âge de l'enfant au moment de la séparation, la durée de la séparation, l'absence de carences maternelles préexistantes.
Chez l'enfant à partir de 1 an (et quelquefois plus tôt, vers 6-7 mois), que l'on peut qualifier d'âge « critique », puisqu'on a vu qu'il s'agissait d'une période d'ajustement relationnel où se constitue la relation d'objet, on peut observer une séquence typique de comportements à la suite d'une

séparation avec la mère (Robertson 1952 et 1971, Aubry 1955, Heinicke 1956, Bowlby 1956 et 1969, David et Appell 1962,). Elle consiste en l'apparition successive de comportements de *protestation,* de *désespoir* et de *détachement,* où l'enfant ne manifeste plus d'intérêt pour sa figure d'attachement.

Bowlby insiste, contrairement à A.Freud, sur l'intensité et la durée de la tristesse de l'enfant. Robertson et Bowlby pensent que le lien d'attachement ne disparaît pas. Selon eux, le détachement résulte d'un refoulement, seul moyen dont l'enfant dispose pour faire face à la dépression ressentie. Heinicke et Westheimer (1966), ayant suivi des enfants qui ont retrouvé leur mère après une période de séparation sans tuteur stable, constatent également que le lien d'attachement persiste et ne disparaît qu'en apparence.

Si la séparation se prolonge, on peut distinguer deux situations : celle où l'enfant est confié à un substitut et celle où il ne l'est pas. Dans le premier cas, l'enfant a la possibilité d'établir un nouveau lien, quoique celui-ci soit souvent un lien d'attachement anxieux. Dans le deuxième cas, l'enfant est en contact avec une succession de personnes vis-à-vis desquelles il est possible que certains comportements d'attachement se mettent en place, mais sans organisation autour d'un pôle. La rupture répétée de ces ébauches de lien peut entraîner certains enfants à une sorte de détachement vis-à-vis de l'entourage (Loutre Du Pasquier 1981).

Lorsque l'enfant est séparé beaucoup plus tôt, entre la naissance et six mois, les réactions à la séparation sont beaucoup moins apparentes. Il peut présenter une passivité, une certaine apathie, des modifications d'expression, de tonus, des conduites d'évitement ou d'agrippement, des états de sidération (Loutre du Pasquier 1981).

Pour Mille et *al* (1994), la séparation met à l'épreuve la capacité d'appréhender la mère comme objet total et empêche l'élaboration de la position dépressive. Elle risque de réactualiser le clivage entre le bon et le mauvais objet, donc de générer le retour d'angoisses paranoïdes. Dans cette perspective, la dépression anaclitique (Spitz 1973) pourra se comprendre aussi comme la conséquence d'un déni de la perte et au-delà comme une attaque destructrice d'être un individu séparé.

Il faut se souvenir « *qu'un enfant trop seul, ça n'existe plus* » (Mille et *al* 1994) et qu'il est alors indispensable de proposer à l'enfant une relation privilégiée avec un objet substitutif suffisamment disponible. Même si l'enfant n'autorise pas d'emblée cette personne substitutive à l'approcher, s'il projette sur elle l'image d'une mauvaise mère responsable de la disparition de la sienne, sa patience et sa sollicitude non intrusive viendront désavouer cette projection et faciliter le maintien de sa cohésion interne.

Lorsque la séparation est brutale, elle peut devenir traumatique. L'enfant, dans un état d'impréparation absolu, peut se trouver débordé par une angoisse d'abandon impossible à contenir. Quelle que soit l'aide dont il peut bénéficier par la suite, il est menacé par cette effraction quantitative compromettant sa cohésion interne, qui pourrait s'inscrire comme une trace, non mémorisable mais potentiellement réactivée par des évènements venant lui faire écho. Cet effet de résonance peut également se rencontrer dans le cas où les séparations sont répétées, telle le nourrisson récupéré par sa mère dans un mouvement d'humeur après qu'elle l'ait confié plusieurs mois à sa propre mère (Mille et *al* 1994). L'indifférence ou l'hostilité des premiers jours manifestée par l'enfant témoignent du détachement qui s'est opéré et des sentiments mélangés éprouvés par l'enfant. Chaque retrouvaille exige la mise en œuvre d'un nouveau travail de séparation. Chaque séparation fait vaciller la fiabilité de l'objet interne (dont l'objet externe reste longtemps le garant), rend vaine les conduites réparatrices et éloigne toute possibilité d'élaborer l'ambivalence (toute chance de dépasser la position dépressive).

3.2 Troubles de l'attachement

La reconnaissance de la carence de soins et de la séparation a donné une place particulière aux troubles de l'attachement, en particulier dans les institutions.

Les applications cliniques de la théorie de l'attachement sont récentes, et plus encore les essais de classification de ces troubles.
Le diagnostic de trouble réactionnel de l'attachement apparaît en 1980 avec la publication du DSM-III. Elle persiste dans le DSM-IV (1994) avec deux sous-types : le type *« inhibé »* et le type *« désinhibé »*. Ce trouble est également décrit dans la CIM-10 (1993), avec des critères très proches de ceux du DSM-IV.
La carence de soins est mentionnée comme un des facteurs à l'origine de ce trouble. Le trouble réactionnel de l'attachement de la première enfance est décrit dans le DSM-IV par un contact social manifestement troublé et inapproprié par rapport au stade du développement, et ce dans la plupart des contextes relationnels. Le trouble commence avant l'âge de cinq ans et

exclut les enfants présentant un retard mental ou un trouble envahissant du développement.

Le type *inhibé* est caractérisé par une inhibition de la tendance normale dans le développement à chercher le confort auprès des parents ou de l'adulte auxquels l'enfant est attaché. Dans les interactions sociales, l'enfant est inhibé, hypervigilant, ou très ambivalent. Pour Zeanah et Emde (1994), la description de ce type d'attachement peut se retrouver chez les enfants maltraités, surtout carencés, et chez certains enfants élevés en institution. Le retrait émotionnel et l'absence d'attachement peuvent aussi être observés chez des enfants élevés en famille d'accueil.

Le second type est caractérisé par une hyperréactivité du système d'attachement, mais avec une très faible discrimination sociale. Les attachements sont diffus et non sélectifs. Ce mode symptomatique est observé chez des enfants élevés en famille d'accueil ou en institution (A. Guedeney 2002).

Lebovici et Soulé (1972) ont également décrit ce déficit relationnel chez les enfants gravement carencés comme l'amorce d'une inadaptabilité sociale. Ils soulignent le risque de développement d'une antisocialité ultérieure.

Dans la classification diagnostique 0-3 ans (NCCIP 1994), la description est très proche. Le trouble est présent chez les enfants maltraités ou carencés, en cas d'hospitalisation longue, de placements multiples, d'effets de la dépression parentale ou de parents toxicomanes. La description insiste sur le fait que tous les enfants maltraités ne présentent pas de troubles de l'attachement, et que l'amélioration de l'environnement peut amener la diminution des troubles. Aucun critère de comportement de l'enfant n'est précisé.

Devant ces ambiguïtés, Zeanah et Boris (2000) ont proposé des critères alternatifs de caractérisation des troubles de l'attachement, basés sur les données de recherches sur le développement et le comportement de l'enfant. Ils décrivent ainsi trois types de troubles de l'attachement : les troubles de l'absence d'attachement, les troubles de la base de sécurité et la rupture du lien d'attachement. Ces trois types de trouble peuvent être retrouvés chez les enfants qui nous préoccupent.

Les troubles de « l'absence d'attachement » reprennent les critères du trouble réactionnel de l'attachement.

Dans les troubles de la base de sécurité, l'enfant montre un attachement préférentiel, mais présente des troubles spécifiques dans cette relation d'attachement. Ils distinguent ainsi :
- les troubles de l'attachement avec mise en danger, où l'enfant s'engage dans des activités dangereuses et provoquantes, pouvant s'accompagner d'agression contre lui-même ou contre le parent. La violence familiale semble être associée à ce comportement de mise en danger dans lequel l'enfant cherche l'attention et la protection d'un parent souvent inaccessible ou peu fiable.
- les troubles de l'attachement avec accrochage et exploration inhibée.
- les troubles de l'attachement avec vigilance et compliance excessive, où l'enfant est hypervigilant, avec une restriction émotionnelle et une compliance exagérée aux demandes de son parent. Cette catégorie est

proche de la description de l'attachement désorganisé (type D). Elle s'associe à une relation marquée par l'abus et l'effroi.

- les troubles de l'attachement avec renversement des rôles, où l'enfant assure la charge émotionnelle de la relation, inappropriée à son développement. L'enfant contrôle son parent soit de manière punitive, soit avec une sollicitude excessive.

Dans la rupture du lien d'attachement, l'enfant subi la perte d'une figure d'attachement, avec la séquence décrite par Robertson.

N. Loutre Du Pasquier (1981), étudiant des enfants de six ans séparés très précocement de leur mère et placés en institution dans la première année, distingue la pathologie de la création ou du tissage du lien (qui pourrait correspondre à l'absence d'attachement), chez les enfants séparés avant six à huit mois, et la pathologie consécutive à la rupture du lien d'attachement, chez les enfants séparés plus tard.

Une autre question non résolue est de savoir si un attachement insécure antérieur à la perte offre plutôt une chance de résilience vis-à-vis des conséquences de la perte ou au contraire rend les enfants plus vulnérables, comme dans les descriptions initiales de Spitz de la dépression anaclitique.

Dans un autre registre théorique, M. David (2004), de sa longue expérience des enfants placés, décrit quant à elle des troubles précoces de l'attachement pouvant survenir comme une faillite au cours de chaque étape du processus de séparation-individuation. Pour elle, c'est l'existence de ces troubles qui est à l'origine de la demande de placement :

- *Lors de l'état symbiotique initial*, cela concerne surtout les mères psychotiques qui sont dans un processus d'identification collée à leur enfant qui peut conduire à des passages à l'acte dangereux.

- *Lors de la constitution de la relation d'objet*, il s'agit alors de couples mère-enfant où la relation fusionnelle apporte de telles satisfactions qu'elle rend difficile voir dangereux le dénouement du processus d'individuation. Dans sa difficulté à se séparer de lui comme à supporter l'intensité de ses demandes, la mère réagit fréquemment en se séparant physiquement de son enfant dans un mouvement soudain de rejet, alors que ni l'un ni l'autre ne sont préparés à cette séparation, qui peut avoir une valeur réellement traumatisante pour l'enfant.

- *Pendant la progression du processus d'individuation*, certaines mères, dans un besoin propre de relation fusionnelle, se sentent menacées de perte ou de dépossession. Elles peuvent alors « s'arranger » pour tomber enceinte de nouveau, et délaisser cet aîné qu'elles ne parvenaient pas à sevrer. Ces mères peuvent se montrer violemment rejetantes voire maltraitantes à l'égard de cet aîné. Tout se passe comme si le bébé nouveau-né devenait la bonne partie fusionnée, et l'aîné l'objet persécuteur qui doit être expulsé. Tout mouvement de séparation est vécu par l'enfant comme un risque de perte totale, risque que vient confirmer l'attitude de la mère lors de la naissance suivante.

- *Lors de la constitution de la relation d'objet*, on observe, entre autre, chez les mères psychotiques, une relation fusionnelle primaire moins serrée qui permet un début de distanciation lors du développement de la relation nommée « *pré-objectale* » par Spitz. Par cette petite mise à distance, l'enfant se protège de rapprochés trop érotisés, tout en profitant de l'admiration dont il est l'objet. Par une permissivité excessive, ces mères exercent une réelle séduction sur l'enfant, l'encourageant à des activités et des comportements qui les débordent vite l'un et l'autre. Ces comportements en cascade de la mère et de l'enfant s'intensifient, mettant l'enfant dans un état d'angoisse diffus, la mère dans un état d'impuissance alarmant, jusqu'à ce que la mère décompense ou que des mouvements de violence surgissent.

Dans des circonstances bien différentes, on peut voir un défaut d'investissement de l'enfant.
Ce défaut d'investissement peut survenir chez une mère qui ne présente pas de psychopathologie avérée. Une circonstance particulière (décès d'un enfant aîné, maladie d'un parent, abandon du conjoint etc.) peut rencontrer un point de fragilité de la mère et empêcher l'investissement normal de l'enfant né à ce moment. Ce défaut d'investissement peut se manifester par un état dépressif de la mère ou bien par une aversion, dans un rejet culpabilisé qui fait souvent appel à la séparation et au placement, et qui peut entraîner des états de carence chez l'enfant.

Dans d'autres cas, ce défaut d'investissement survient dans les familles dites « à problèmes multiples », dont les parents ont eux même un passé de carence précoce. Le trouble fondamental paraît bien être la souffrance narcissique primaire de la mère, et aussi du père. Leur besoin d'une relation collée est associé à une incapacité de voir l'enfant pour lui-même et à reconnaître ses besoins. L'enfant n'est ni regardé ni stimulé, maintenu dans une proximité vide ou bien livré à lui-même. Il se trouve alors dans la même souffrance narcissique que ses parents. L'attachement est réel mais d'une grande fragilité.

Ces carences précoces peuvent se retrouver dans des milieux aisés, elles sont alors moins facilement repérables.

4. Aspects psychopathologiques des enfants maltraités

Il s'agit d'étudier maintenant les conséquences à moyen et long terme de la maltraitance sur le développement de l'enfant. Les tableaux cliniques sont en fait très variés, toute la pathologie psychiatrique peut être représentée.

De nombreuses études ont tenté de spécifier les conséquences psychopathologiques en fonction de chaque type de mauvais traitement. Les résultats diffèrent selon les études, rendant compte de la complexité de ce sujet. Du fait du flou qui entoure le concept de maltraitance, les études sont difficilement comparables. Les différentes formes de maltraitance sont aussi souvent intriquées. Le suivi des familles est délicat et pose quelques problèmes éthiques. Les facteurs en cause, notamment sociaux, sont multiples, ce qui rend difficile la comparaison avec un groupe témoin (Oates 1984, De Paul 1995, Finzi 2003, Lobbestael 2005).

Un certains nombres d'aspects psychopathologiques généraux peuvent néanmoins être soulignés. Par souci de concision, je n'évoquerai pas dans ce travail les conséquences psychopathologiques spécifiques des abus sexuels qui ont fait par ailleurs l'objet de nombreux travaux.

4.1 Développement psychomoteur

Le retard du développement psychomoteur concerne surtout les cas de négligences graves où
les besoins tant physiologiques qu'affectifs ne sont pas satisfaits. On a vu plus haut, dans les cas graves, l'important retard de développement observé (Spitz 1973). Une prise en charge intensive permet souvent une amélioration spectaculaire de l'enfant. Si le retard moteur et staturo-pondéral se comble rapidement, l'épanouissement gratifiant de l'enfant masque des difficultés intellectuelles souvent persistantes.

Sur le plan de l'efficience intellectuelle globale, le quotient de développement des enfants carencés comparé à des enfants non carencés est plus faible (test de Brunet-Lézine, WISC, épreuves du type Binet-Stanford) (Goldfarb 1945, Spitz, 1948, Aubry 1955, Williams 1961 , Delfosse 1967, Crouch 1993). Les recherches portent aussi bien sur la petite enfance (Spitz 1948, Aubry 1955), que sur l'enfant d'âge scolaire (Goldfarb 1945, Williams 1961) et l'adolescent (Goldfarb 1945).
Certains mécanismes cognitifs seraient plus spécifiquement atteints, quel que soit par ailleurs le niveau de développement intellectuel global. Certains travaux tendent à prouver qu'il y a des difficultés de langage, c'est-à-dire des difficultés à conceptualiser à partir d'un matériel verbal (Goldfarb 1945, Williams 1961), mais aussi une fragilité touchant toutes les activités de conceptualisation, qu'elles portent ou non sur un matériel verbal. Il y aurait aussi une limitation des capacités d'abstraction (Bender 1947).

Les difficultés d'apprentissage sont fréquentes, quelque soit le type de maltraitance (De Paul 1995).

Mouhot (2001) montre que seulement 32% des enfants de l'ASE ont un certificat d'aptitude professionnelle ou un diplôme d'un niveau plus élevé à l'âge adulte.

Berger (2004) rappelle que c'est parce que l'enfant a acquis la permanence de l'objet (qui sous-tend le sentiment de sécurité interne) qu'il peut apprendre. Cette permanence de l'objet est la matrice du sentiment d'invariance, l'enfant peut apprendre qu'il y a des choses qui ne changent pas, qu'il y a des certitudes sur lesquelles s'appuyer (il pourra penser plus tard que 1+1=2). Il écrit que sans cette permanence, « *tous les apprentissages sont construits sur du sable* ».

Des difficultés de repérage dans le temps (Bender 1941, Chambers 1961) et dans l'espace (Goldfarb 1945) sont aussi décrites. Le sens de la temporalité se construit en effet sur l'acquisition d'un rythme interne (faim, éveil...). Chez les enfants pour lesquels les soins de maternage ont été anarchiques, l'absence de sens du rythme interne entraîne une difficulté dans le repérage chronologique (avant, après) et dans l'organisation du temps. De même, la construction de la représentation de l'espace interne et du schéma corporel dépend des soins physiques que l'enfant a reçus. S'ils ont été incohérents, on pourra avoir des troubles de l'organisation de l'espace, de l'évaluation de la distance entre soi et l'autre ou entre soi et le monde extérieur (Berger 2004).

4.2 Les troubles psychosomatiques

Lorsque les premières relations sont violentes, les stimulations douloureuses que l'enfant perçoit dans son corps sont investies précocement. Il crée un lien entre la satisfaction de ses besoins et les sévices qui les accompagnent.

Il peut réagir aux mauvais traitements par la sidération ou un repli, qui tend au néant, ou bien par l'excitation. L'expression somatique du malaise du jeune enfant est une autre voie possible pour lier l'excitation en excès (Drouet et Rouyer 1986).

A mesure que l'enfant grandit, ses capacités à exprimer ses conflits se diversifient et la participation corporelle est moindre que chez le tout petit.

Les douleurs d'origine fonctionnelle, les céphalées, les douleurs abdominales, peuvent être interprétées comme un déplacement de la douleur et l'expression d'une souffrance psychique et d'une angoisse mieux supportée par la famille que d'autres formes de demande affective.

L'énurésie est le plus souvent induite par l'immaturité et la passivité. Elle peut être aussi parfois, comme l'encoprésie, une manifestation d'agressivité.

Certains troubles signent un grave dysfonctionnement dans la relation mère-enfant (Kreisler 1995) : anorexie, mérycisme, vomissements psychogènes, troubles sévères du sommeil, complications infectieuses à répétition, diarrhées au long cours, retard ou arrêt de la croissance.

Le mérycisme survient au cours du second semestre comme un processus auto-érotique souvent tenace, fait d'effort de vomissement suivis de ruminations. Ce trouble, lié à la carence d'apport narcissique est considéré comme une tentative de l'enfant pour compenser de façon retardée des expériences frustrantes avec la mère.

Le nanisme psychosocial est un trouble psychosomatique spécifique de l'enfant maltraité.

Il associe un retard staturo-pondéral important, des troubles fonctionnels comme la boulimie et les troubles du sommeil, des troubles du comportement comme l'instabilité et l'agressivité. L'étude de la famille met en évidence le rejet de l'enfant, par des parents eux-mêmes démunis et blessés narcissiquement par cet enfant.

Si la séparation permet une rapide reprise staturo-pondérale, la difficulté d'expression verbale, de symbolisation, la tendance aux passages à l'acte peuvent faire craindre des difficultés futures d'adaptation.

Pour Kreisler (1995), ces syndromes appartiennent à la pathologie du « *vide relationnel* », caractérisant des états d'inorganisation affective, où l'activité est enfermée dans le comportement, avec une atonie affective globale et l'absence de constitution d'une relation d'attachement individualisée. Les circonstances étiologiques déterminantes sont celles de l'insuffisance chronique d'attachement. Au vide relationnel, peut s'ajouter la discontinuité et l'incohérence, conduisant à des failles fondamentales de la personnalité. Outre le retard psychomoteur, on retrouve un retard ou une absence des processus d'individuation et des défauts massifs de l'identité. Le faire et l'agir envahissent la scène de l'expression clinique avec cette notation de passage à l'acte immédiat des émergences pulsionnelles, sans contrôle ni élaboration par la mentalisation.

4.3 Traumatisme et état de stress post-traumatique

Le terme de traumatisme est fréquemment utilisé dans la littérature sur l'enfant maltraité. Sur le plan psychologique, il s'applique de façon extensive aux carences, aux frustrations, aux séparations et à leurs effets, qu'ils soient chroniques ou aigus comme dans le stress.

Une abondante littérature retrouve des actes de maltraitance (notamment violences physiques et abus sexuels dans l'enfance) dans l'étiologie des états de stress post-traumatique (PTSD) à l'âge adulte (Deblinger 1989, Kiser 1991, Rowan 1993), et des taux importants de PTSD sont retrouvés chez les enfants victimes d'abus (Adam 1992, Famularo 1992, Kinzie 1989, Merry 1994). C. Spatz Widom (1999) retrouve un risque plus élevé de développer un PTSD chez les enfants victimes d'abus physiques, sexuels et aussi de négligences mais signale aussi que d'autres facteurs sont associés à ce risque, notamment les facteurs socio-familiaux (familles nombreuses, parents avec des problèmes d'addiction etc.) et individuels (troubles du comportement ou addictions associées).

S'il est traumatisé, l'enfant l'est certainement tout autant par l'agression physique que par l'impact du contexte de haine et de rejet dans lequel elle survient. Le traumatisme est externe et interne, l'enfant est submergé par la violence de ses parents et celle de ses pulsions agressives. Mais parce qu'il est enfant, il éprouve aussi son impuissance et le risque réel d'être détruit dans son corps et dans sa psyché.
Pour Freud (1920 b), le traumatisme est une expérience d'absence de secours dans les parties du moi qui doivent faire face à une accumulation d'excitation, qu'elle soit d'origine interne ou externe, et qui ne peut être

maîtrisée. Dans sa description de la névrose traumatique, il souligne que l'évènement est soudain et imprévisible. Le moi non préparé ne peut avoir recours à des manœuvres défensives. La peur, les cauchemars marqués par la compulsion de répétition, sont un essai d'élaborer la scène traumatique. L'essai de maîtrise par le jeu répétitif est une réaction qui implique déjà une organisation du moi et l'existence d'une relation objectale.

Selon M.Drouet et M. Rouyer (1986), il faudrait différencier la réaction de détresse du nourrisson, dont le moi ne peut être opérant, de celle de l'enfant plus âgé, le terme de traumatisme devant être réservé au stade où le moi est déjà structuré. Les sévices infligés à l'enfant, en particulier les actes violents, impulsifs, peuvent réaliser un tableau comparable à celui de la névrose traumatique décrite par Freud.

Dans la pratique, la majorité des enfants maltraités l'est au cours de leurs trois premières années (Drouet et Rouyer 1986, Manciaux 2002). On peut alors distinguer le traumatisme choc, assimilable à la névrose traumatique, des expériences prolongées qui ont des effets par accumulation des tensions frustrantes.

Il faut également souligner avec Soulé (1958) que l'observation directe de l'enfant permet difficilement l'appréciation de la qualité traumatique de certains évènements, et ne peut être comprise qu'en référence à la séquence temporelle où ils sont survenus. Le devenir du ou plutôt des traumatismes dépend de la phase de maturation de l'enfant à laquelle ils surviennent, de sa nature, de sa durée, ainsi que de l'aide thérapeutique qui peut être mise en œuvre.

L'absence de réaction au traumatisme décelable cliniquement peut être l'effet d'un refoulement, les failles de la personnalité ne devenant évidentes que lors d'un nouveau traumatisme, même minime, qui provoque des réactions pathologiques démesurées. Par ailleurs, le seuil de tolérance de l'enfant aux agressions internes et externes dépend aussi de facteurs constitutionnels.

Chez tous ces enfants maltraités, se produit un accroissement de l'angoisse précoce, modèle de l'angoisse de l'adulte déstructurante, envahissante, non neutralisée, ou s'exprimant à travers des réactions somatiques de détresse. L'angoisse précoce s'accompagne d'un repli narcissique qui favorise un développement inadéquat du sens de la réalité, point de départ des névroses graves et des états limites (Drouet et Rouyer 1986).

4.4 Développement de la personnalité

Beaucoup d'auteurs insistent sur la vulnérabilité au plan de la personnalité (Loutre Du Pasquier 1981, Cicchetti et Olsen 1990).

L'hyperactivité, l'impulsivité, les troubles des conduites et les troubles oppositionnels sont fréquemment décrits (De Paul 1995, Crouch et Milner 1993, Salzinger 1991), et compliquent particulièrement les prises en charge.

Rubin et al (1991) ont suggéré un lien entre l'attachement insécure évitant et les troubles d'externalisation (comme l'hyperactivité et les troubles des conduites), indiquant que l'enfant évitant, réprimant les sentiments de rejet et de frustration que ses figures d'attachement suscitent en lui, aurait tendance à exprimer la colère ressentie de manière détournée, par le recours à l'action. De même, ils rattachent l'attachement ambivalent aux troubles d'internalisation (anxiété et dépression), indiquant que ces enfants ont appris à exagérer leurs manifestations de détresse pour obtenir l'attention de leur entourage (Main 1991), focalisant ainsi sur les aspects négatifs de leur environnement. Les résultats étudiant les effets de chaque style d'attachement restent néanmoins contradictoires (Miljkovitch 2002). Les tableaux cliniques des enfants qui ont un attachement désorganisé comportent également ces deux types de troubles.

Pour les enfants maltraités physiquement, deux modèles de relation seraient intériorisés : l'un marqué par la domination et l'autoritarisme, l'autre marqué par la soumission. Chacun de ces modèles peut être activé alternativement, selon la situation. Ces enfants peuvent alors présenter tantôt un comportement contrôlant et menaçant, tantôt un comportement soumis et effrayé (Miljkovitch 2002).

On peut retrouver ainsi des enfants qui développent une sorte de faux-self (Drouet et Rouyer 1986, Manciaux 2002) à usage familial, où les manifestations affectives à l'égard des parents font illusion. Elles ne sont en fait qu'une réponse à ce qui est attendu, un moyen de désamorcer la violence parentale. Ce comportement masque une pauvreté des affects, une froideur et une indifférence.

Dans la relation de maîtrise, où les parents usent précocement de la contrainte, où l'enfant n'existe pas comme sujet, la spontanéité ne peut pas s'exprimer, tout plaisir est interdit (comme les activités de succion, les contacts physiques agréables). Ces enfants apprennent très tôt à contrôler leurs affects.

Les pulsions agressives sont alors déplacées sur les enfants plus faibles, rendant leur intégration scolaire difficile, et parfois des pulsions sadiques sont associées au voyeurisme. Nacht (1965) écrit ainsi « *la vue ou l'exercice de la douleur constitue une source d'excitation sexuelle pour ces enfants ».*

La composante masochique se retrouve chez l'enfant qui a tendance à provoquer des sanctions physiques par une opposition passive intolérable pour l'adulte qui s'occupe de lui, où il cherche à retrouver antérieurement ce qu'il a vécu avec ses parents. La punition risque alors de devenir le seul mode d'expression qui unit les parents et l'enfant, ce qui amène ce dernier, toujours assoiffé d'affection, à érotiser la punition et à prendre des positions masochiques.

De nombreuses études retrouvent la maltraitance comme facteur de risque de certains troubles de la personnalité à l'adolescence et à l'âge adulte, notamment les personnalités borderline (Salzman 1993, Van Der Kolk 1994, Spatz Widom 1999, Johnson 1999), et antisociales (Spatz Widom, 1999, Johnson 1999). D'autres études soulignent le rôle de la maltraitance dans le développement de troubles psychiatriques à partir de l'adolescence : syndromes dépressifs, troubles dysthymiques, troubles des conduites, abus de toxiques (Kaplan 1998).

La structuration de l'enfant peut se faire sur un mode antisocial, avec investissement de l'agressivité, indifférence affective, entraînant le sujet à des comportements délinquants (Winnicott 1954 et 1956 b, Lebovici et Soulé 1972).

La structuration sur un mode névrotique est moins fréquente, notamment chez les enfants victimes de carences, et souvent compromise à l'adolescence (Kreisler 1999).

L'évolution vers une organisation psychotique est toujours possible.

Nous nous attarderons plus sur les organisations limites, décrites chez l'enfant par Misès (1999), que l'on retrouve fréquemment chez les enfants qui nous préoccupent (Noël et Soulé 1999, Kreisler 1999, Misès 1999, Peille 2005). L'organisation limite est spécifiquement centrée sur la question de la dépendance et de l'autonomie, regroupant les descriptions antérieures des syndromes abandonniques, des organisations anaclitiques ou des dysharmonies évolutives. Le noyau commun pourrait bien être l'échec du travail de séparation par défaut d'élaboration de la position dépressive, défaut d'élaboration lui-même lié au manque de soutien narcissique aux périodes clés de l'individuation. Des défaillances des fonctions maternelles de maintenance, contenance et individuation ont été soulignées. Ces enfants ont certes bien accès au sentiment de soi, à une certaine connaissance de la mère en tant qu'objet total, mais échouent à créer « *un espace de séparation peuplé de symboles d'union* ». Les vicissitudes de la présymbolisation et les insuffisances de la fonction paternelle ne facilitent pas l'ouverture à la relation triangulaire oedipienne. L'enfant reste fondamentalement confronté aux angoisses dépressives, à l'insécurité intérieure, aux menaces d'intrusion et de perte d'objet (Mille et *al* 1994).

En dehors de ces éléments qui correspondent à l'unité de l'organisation limite, les situations cliniques peuvent différer en fonction de la prévalence de certains types d'aménagements défensifs, appelés et renforcés par les modalités de l'investissement parental :

- dans les organisations limites où prévalent les défenses d'apparence névrotique, primerait un investissement maternel angoissé et excessif. Ce type de défenses se retrouve peu dans la population que nous étudions (Kreisler 1999, Noël et Soulé 1999).

- dans les organisations limites où les mécanismes de défenses psychotiques sont au premier plan, l'enfant aurait à se défendre contre une envie et une haine extrême masquées par une inaffectivité apparente (Kernberg 1980), ou un surinvestissement intrusif. Dans le premier cas, il serait amené à refuser toute dépendance en construisant un « *Soi grandiose* », et ferait preuve « *d'une absence remarquable d'intérêt ou d'empathie pour les autres* » (Misès 1999). Dans le second cas, l'enfant tente pareillement mais sans y parvenir, d'échapper à la destructivité en édifiant une relation d'objet narcissique idéalisé. Mais alors que cet objet idéalisé reste inaccessible, ce serait le mauvais objet qui imposerait sa présence. Un plan de clivage s'établirait concrètement entre un parent idéalisé absent et un parent persécuteur trop présent (Green 1984). La précarité de ces aménagements soutenant l'individuation sans travail de séparation pourrait ne se révéler qu'à l'adolescence, voire à l'âge adulte. L'angoisse de persécution voire d'intrusion vient habituellement compromettre la possibilité même d'un engagement affectif.

- dans les organisations limites caractérisées par un recours privilégié aux aménagements psychopathiques, la mère oscillerait entre rejet et conduites réparatrices par un maternage sans bornes (Hochmann 1976). L'enfant ne disposerait d'aucun repère pour comprendre cette alternance qui le fait passer sans transition du statut d'objet érotique à celui d'objet honni

(Chartier 1992). La fonction paternelle mal différenciée ne lui serait d'aucun secours. Par la suite, c'est l'enfant qui se fait tour à tour séducteur ou insupportable, ces variations de la distance affective avec autrui révèlent l'incorporation (plus que l'introjection) d'un objet à la fois excitant et rejetant, objet propre à l'entraîner dans une répétition où vient se confirmer de manière sadomasochiste son sentiment d'identité. Aucun travail de séparation ne saurait s'accomplir avec un tel objet dont la présence barre l'accès à toute forme d'identification structurante.

- dans les organisations limites d'aspect déficitaire enfin, le risque encouru est celui d'une restriction des potentialités intellectuelles. L'enfant confronté durablement à une disponibilité maternelle insuffisante ne parviendrait pas à soutenir le développement de sa pensée autonome. Le contre-investissement des affects dépressifs l'amène à se fixer aux aspects factuels de son environnement immédiat (Misès 1999). Faute de pouvoir rêver, il s'absorbe dans une réceptivité perceptuelle passive. C'est la sensorialité qui fait alors office de pensée (Aulagnier 1979).

Selon Kreisler (1995), on peut ainsi saisir une continuité depuis le plus jeune âge jusqu'à l'adolescence et l'âge adulte, continuité qu'il a appelé « la lignée psychosomatique du vide ». Il pointe la permanence d'une fragilité, s'originant dans l'insuffisance chronique d'attachement, dont les principaux indicateurs sont le fond de dépression essentielle, les déficiences de la fonction objectale, les faiblesses fondamentales de la mentalisation touchant notamment les capacités représentatives.

4.5 Notion de vulnérabilité différentielle et de résilience

Les effets possibles de la maltraitance sont très variables d'un enfant à un autre (Loutre Du Pasquier 1981). Ils dépendent de l'âge de l'enfant, des conditions qui lui sont proposées après sa mise en évidence, et de l'enfant lui-même. Ces effets ne relèvent pas d'une causalité linéaire.

Il existe en effet des différences de réactivité précoce, les enfants se révélant être plus ou moins sensibles aux stimulations de l'environnement, à leurs modifications. Il est probable que ces modifications sont en rapport avec des composantes innées et aussi avec des modelages précoces intervenant dès les premiers moments après la naissance, dans le cadre de la relation avec l'entourage. La qualité de cette relation précoce semble un facteur au moins aussi important que l'âge de la séparation de l'enfant (Loutre Du Pasquier 1981).

Certains auteurs évoquent ainsi le concept de résilience, où des enfants ont la capacité de se développer positivement et de manière socialement acceptable malgré les traumatismes subis en s'appuyant sur « *un tuteur de résilience* », qui propose un lien signifiant à l'enfant (Cyrulnik 1999, Manciaux 2002).

5. Le placement et ses problématiques

On a vu les progrès réalisés en matière de placement, notamment dans ses indications, dans les conditions de sa réalisation (institutionnel ou familial), plus adaptés à nos connaissances théoriques sur le développement de l'enfant. Tenant compte de la gravité possible des conséquences d'une séparation, le nombre de placements en France a largement diminué et l'idéologie actuelle est plutôt de maintenir le plus souvent possible l'enfant dans sa famille. Certains auteurs s'insurgent contre « *cette idéologie du lien* », soulignant les risques de maintenir un enfant dans un milieu défaillant, insistant aussi sur la nécessité d'envisager un placement sur le long terme (Berger 1999). D'autres indiquent la nécessité d'évaluer le lien parent-enfant (notamment en terme d'individuation) pour pouvoir porter cette indication (Peille 2005). Lorsqu'un placement est indiqué, il soulève chez l'enfant des problématiques spécifiques à sa situation d'être un enfant séparé de ses parents qui font écho à ses difficultés antérieures au placement.

5.1 Généralités

Le placement, selon M.David (2004), résulte de trois séries de facteurs qui coexistent :
- d'une part, une situation d'ensemble, familiale et sociale, qui contient en germe quantité de facteurs susceptibles de provoquer un placement,
- d'autre part, une fragilité ou une faille plus ou moins profonde du lien parent-enfant,
- enfin l'état d'esprit des travailleurs sociaux et des médecins qui agissent (ou pas) comme tiers séparateurs.
Les circonstances qui déclenchent un placement sont diverses. J.C. Delaporte (1999) métaphorise ces circonstances par trois éléments qui obligeraient tout un chacun à quitter sa maison : le feu, le froid, l'eau. Le feu comme la flambée conflictuelle et destructrice, le froid comme le désinvestissement progressif des parents, l'eau comme le naufrage des parents qui se noient et entraînent l'enfant dans leur dérive.

Une circonstance ne devient active que parce qu'elle s'inscrit dans une situation complexe, qui correspond à l'intrication de plusieurs facteurs. Les travaux de Bowlby et de Robertson montrent la difficulté à isoler le facteur séparation pour étudier ses effets chez l'enfant, du fait de la présence quasi systématique de facteurs psychosociaux associés.

Pour M. David (2004), la cause profonde de la plupart des placements réside dans une intolérance mutuelle entre l'enfant et ses parents, pouvant être rapportée à des troubles précoces de l'attachement, décrits plus tôt.

M. David nomme « *mal de placement* » les différents syndromes cliniques qui se développent autour de l'attachement primaire, aux divers moments du processus de séparation-individuation. Au sein du processus d'attachement primaire, une intolérance s'organise entre mère (ou père) et enfant, s'intensifie au point de devenir insupportable, et ne trouve aucune voie de transaction. Elle paraît inaménageable et impose la séparation physique à défaut d'une séparation-individuation psychique, souvent sous la forme d'un placement. Ce placement est une réponse agie à une problématique de l'attachement.

Ce « *mal de placement* » qui se constitue autour de la première année, peut éclater d'emblée ou bien plus tard, donnant lieu à une demande de placement qui peut survenir à n'importe quel âge de la vie.

A défaut de traitement, le mal de placement continue à se manifester tout au long du placement de l'enfant et tend à provoquer encore et encore la rupture.

Que le placement se réalise en famille d'accueil ou en institution, il entraîne une séparation qui cristallise la réalité de la défaillance parentale.

L'enfant doit faire face à des angoisses d'abandon et de perte contre lesquels il met en œuvre des processus défensifs parfois bruyants, qui peuvent absorber toute son énergie psychique au point de bloquer plus ou moins son développement. Il peut s'agir du refoulement qui estompe et trouble les imagos parentales et les souvenirs, d'un désinvestissement libidinal massif qui efface tout désir, toute possibilité d'aimer ou de se sentir aimé, de mouvements plus primitifs encore qui freinent les processus de mentalisation (éviter de penser, de sentir, stéréotypies, agitation sans objet etc.), d'un repli sur des positions régressives fusionnelles, d'un clivage bon/mauvais objet, du déplacement ou de la projection de la haine qui menace d'envahir la relation à ses parents sur la famille d'accueil ou sur l'institution (David 2004).

L'enfant introduit dans sa relation à l'autre des éléments qui appartiennent à sa relation primordiale, ceux-là même qui avaient conduits à la rupture initiale. Cette relation est souvent caractérisée par un mode de fonctionnement prégénital marqué par une grande avidité affective, des modes d'expression et d'échanges pré-verbaux, des attitudes de dépendance passive ou tyrannique, une violence non contenue et difficilement maîtrisable face aux frustrations. Soit l'enfant trouve en vis-à-vis la tolérance de l'institution ou de sa famille d'accueil, qui se laissent entraîner dans un enfermement régressif et aliénant qui un jour ou l'autre devient intolérable. Soit il trouve des limites contre lesquelles il s'opposera avec des réactions de violence qui ne sont également pas sans danger. La rupture du placement devient alors inévitable sans intervention thérapeutique, tant les positions de l'enfant sont structurées (David 2004).

Une autre préoccupation de l'enfant est liée à la blessure narcissique engendrée par la séparation, vécue comme un rejet. Or ses difficultés ultérieures, ses conduites inadaptées et la violence de ses émois sous-jacents forment un ensemble qui vient confirmer son appréhension d'être mauvais. Il s'agit alors d'éviter « *l'écueil de l'interaction sadomasochique* » (Delaporte 1999) que ces enfants ont tendance à induire puis nouer avec leur interlocuteur.

Les spécificités du travail de séparation que ces enfants doivent faire dépendent du type de placement qui leur est proposé.

5.2 Le placement familial

Ce type de placement est à privilégier lorsque l'enfant est jeune et que le placement s'annonce prolongé.

M. David (2004) identifie deux mouvements évolutifs dans le placement d'un enfant dans une famille d'accueil.

Le premier mouvement est celui de l'idylle où se rencontrent l'ardeur d'une famille à secourir et la blessure d'un enfant non toléré par sa famille. Cette organisation est fragile mais nécessaire pour que l'enfant puisse fantasmer une mère idéale, débarrassée du mauvais de la mère réelle. L'enfant met alors en place un clivage pour protéger ce fantasme, projetant le bon sur la mère d'accueil tandis que le mauvais doit être oublié.

Le deuxième mouvement est celui de la violence et de la désillusion où se manifeste la problématique du placement. Le cortège de symptômes dépressifs ou agressifs rappelle ou répète l'intolérance mutuelle inaménageable entre parent et enfant, celle qui avait provoqué la séparation, et contient la même menace interne de rupture. La sortie de l'idylle, son effondrement ou son resserrement signent donc la constitution plénière de cette problématique, où il s'agit pour l'enfant de réinvestir ses relations fondamentales.

Pour M. David, les difficultés que le placement familial peut poser sont de trois ordres :
- Il peut s'agir de la place que l'enfant prend dans la famille d'accueil et qui tend à la déséquilibrer sans qu'elle en ait conscience, au début tout du moins.

- Il peut s'agir aussi des difficultés de partage de l'enfant entre ses deux familles. Cela répond à l'apprentissage d'une double appartenance (Peille 1997).
L'enfant vit ses deux attachements comme exclusifs, et pour chacune des familles, la découverte par l'une de l'attachement de l'enfant à l'autre est vécue comme une trahison. Il peut adopter des attitudes blessantes à l'égard de l'une comme de l'autre, jouer une famille contre une autre. L'enfant est alors en risque de perdre l'une ou l'autre alors qu'il a besoin des deux.
Les manifestations lors du passage d'une famille à l'autre sont fréquentes : enfant qui se déprime, refuse l'échange, se réfugie dans le sommeil. Ces manifestations témoignent de la difficulté à l'égard du partage, comme s'il fallait rejeter ce que donne l'une pour pouvoir garder l'autre.
Les familles d'accueil supportent mal les difficultés de ce partage et projettent souvent leur agressivité sur les parents à qui elles reprochent de perturber l'enfant, peuvent avoir des mouvements de jalousie ou de violence à l'égard de l'enfant.

- Il peut s'agir enfin des troubles de l'enfant (dépendance, passivité, proximité, exigences), préexistants au placement, lorsqu'ils cessent d'être contenus et deviennent manifestes.

Les éléments de base de la problématique du placement concernant l'attachement et la perte, le partage entre les deux familles, se jouent dans les deux premiers mouvements organisateurs du placement, qu'ils surviennent simultanément ou successivement.

Le mode selon lequel l'enfant s'engage avec sa famille d'accueil au cours de ces deux mouvements préfigure la structure de la problématique. Il faut à l'enfant plusieurs années pour trouver une issue autre que des clivages mortifères au refoulement de ses angoisses de perte.

La maîtrise de ces angoisses premières dans la situation de distanciation physique, acquise à partir de la capacité nouvelle à se situer par rapport à ses deux familles, permet à l'enfant de commencer à se sentir exister par lui-même et à émerger un peu de ces relations duelles et clivées, sans que disparaisse une famille, ou l'autre.

Le climat émotionnel dans lequel se déroule le placement est variable. Il dépend beaucoup de la tolérance de la famille d'accueil, de sa capacité à rester heureuse en dépit des difficultés que lui fait vivre l'enfant, sans se laisser contaminer par les difficultés de l'enfant et de sa famille. Cette tolérance contribue à revaloriser l'enfant et surtout à lui communiquer le sentiment qu'il peut être aimé et apprécié lui-même en dépit de ses difficultés.

5.3 Le placement en institution

Ce type de placement est souvent plus approprié quand l'enfant est plus grand, avec des relations familiales certes difficiles mais déjà bien établies. La vie de groupe peut aussi mobiliser fortement l'adolescent dans son évolution, à condition qu'il puisse établir des relations avec ses pairs.

Il peut être envisagé également quand l'enfant vient de vivre une situation si violente qu'un temps de travail est nécessaire avant de le mettre face à un couple parental. Souvent aussi, les parents s'opposent farouchement à l'idée d'une famille d'accueil, s'imaginant d'avance délaissés par cette concurrence. Le placement en institution peut alors être un temps de préparation, si la famille d'accueil semble la solution à privilégier.

Selon Arfouilloux (1990), beaucoup de ces enfants souffrent de « *maladies de la dépendance, soit parce qu'ils n'ont jamais été rendus libres, soit parce qu'ils n'ont pas été suffisamment protégés et qu'ils n'ont pas à se libérer de ce qui ne leur a pas été procuré* ». L'enfant doit alors faire face à un double travail de séparation, séparation d'avec les liens et les représentations pathologiques dans lesquelles il était piégé et séparation d'avec l'institution elle-même dont il doit apprendre à ne pas être dépendant.

Si une véritable prise en compte des besoins de ces enfants n'est pas assurée valablement, l'institution sera pour eux une aliénation supplémentaire, et « *ces enfants des collectivités* » risquent de devenir d'éternels assistés à l'âge adulte.

L'équipe éducative, support de la relation, va permettre à l'enfant de vivre le quotidien avec des règles et des repères stables. Les enfants doivent pouvoir engager avec les adultes une relation fiable, se repérer par rapport à des personnes sûres et disponibles pour eux. Si les adultes peuvent contenir le comportement de l'enfant, ils pourront en assurer le *holding*. Les enfants feront alors une expérience de sécurité : certitude d'être gardés malgré leurs pulsions sadiques, sécurité pour eux-mêmes car ils n'ont pas détruit les adultes. Là encore il faut aider les enfants à s'aimer eux-mêmes, à se reconnaître objet de désir, et cela progressivement à travers des réussites quotidiennes (Delaporte et F. Peille 1999).

DEUXIEME PARTIE

EXPERIENCE D'UN SERVICE D'ACCUEIL D'URGENCES PEDOPSYCHIATRIQUES

Dans les services d'hospitalisation pédopsychiatrique où j'ai exercé en tant qu'interne, il m'a semblé que les enfants relevant des dispositifs de protection de l'enfance (que ce soit dans le cadre d'une aide éducative ou bien dans celui d'un placement) représentaient une part non négligeable des enfants que nous pouvions recevoir.

Il m'a donc paru intéressant de voir quelle était véritablement la part de ces enfants dans une unité d'hospitalisation, l'U.L.P.I.J. (Unité d'Urgences et de Liaison en Psychiatrie Infanto Juvénile) sur une année.

1. Présentation de l'unité

1.1 Organisation et fonctionnement

L'U.L.P.I.J. est une unité d'hospitalisation et de consultation qui dépend de la Fondation Vallée (Pr Graindorge), implantée sur le site de l'hôpital Bicêtre, dans le Val de Marne (94). Elle a été créée en 1997.

L'activité de consultation concerne :
- les consultations d'urgence, fonctionnant 24 heures sur 24 et 7 jours sur 7, dans le service des urgences pédiatriques (pour les moins de 15 ans) et des urgences adultes (pour les 15-18 ans) de l'hôpital Bicêtre.

Un accueil téléphonique est également proposé avec possibilité d'orientation des familles ou des intervenants vers les partenaires adaptés.
- la psychiatrie de liaison pour les moins de 18 ans dans les services de l'hôpital Bicêtre.

Un partenariat privilégié a été mis en place avec des temps médicaux réguliers et organisés avec certains services : le service de Neuropédiatrie

(Pr Tardieu) et l'unité de Rééducation neuropédiatrique (Dr Billard), le service de Pédiatrie générale (Pr Dommergues), le service de Médecine pour adolescents (Pr Alvin).

L'unité d'hospitalisation dispose de 8 lits d'hospitalisation temps plein, et accueille les enfants jusqu'à 18 ans.

Les demandes d'hospitalisation peuvent venir du service des urgences mais et de partenaires extérieurs : secteurs psychiatriques et secteurs éducatifs. L'unité est intersectorielle mais doit donner la priorité aux enfants habitant dans le Val de Marne.

L'admission peut être immédiate (et réalisée par le psychiatre de garde), ou bien différée.

Les indications privilégient, parmi les urgences, les situations de crises dont on peut a priori espérer une évolution brève. La durée d'hospitalisation est en effet courte, de une à trois semaines.

Une période systématique de séparation d'une semaine est posée le jour de l'entrée du patient. Les parents sont impliqués dans le travail avec leur enfant et sont reçus régulièrement pendant l'hospitalisation.

L'équipe est pluridisciplinaire, composée de pédopsychiatres, d'infirmiers, d'un psychologue, d'un éducateur, d'un psychomotricien et d'une assistante sociale Le travail de l'équipe s'articule d'emblée avec les partenaires extérieurs du secteur psychiatrique et éventuellement social afin de mettre en place ou de réinitialiser le projet de soins. C'est aussi l'occasion de créer un espace de dialogue entre le patient et sa famille, entre la famille et les autres intervenants.

Des réunions de synthèse peuvent être organisées avec les différents partenaires. Des réunions sont organisées avec le secteur social du Val de Marne dans le cadre du Réseau 94 (ROSMES).

1.2. Activité de l'année 2004

- L'activité d'orientation téléphonique représente 1000 appels répertoriés en 2004 n'ayant pas conduit à une prise en charge. Ces appels sont probablement sous-estimés car tous ne font pas l'objet de la rédaction d'une fiche.

- 1721 consultations ont été réalisées, dont 474 étaient des consultations d'urgence et 1247 des consultations de liaisons. Ces consultations ont concerné 481 patients dont 80% (389) sont des nouveaux patients. Le sexe ratio est proche de 1 (247 filles pour 234 garçons), les tranches d'âge les plus représentées sont les 10-14 ans (154 patients) et les 15-19 ans (209 patients). Nous n'avons pas de données disponibles pour l'année 2004 concernant l'origine de la demande de consultation (famille, secteur social, ASE etc.).

- Concernant l'activité d'hospitalisation, 133 hospitalisations se sont achevées durant l'année 2004, elles concernent 121 patients. Le sexe ratio est proche de 1 (64 filles pour 69 garçons). La moyenne d'âge des patients hospitalisés est de 16, 5 ans. Le tableau 1 (Annexe 3) montre la répartition des âges des patients hospitalisés. La durée moyenne de leur séjour est de 13 jours. A la sortie, 68% des patients retournent à leur domicile, et sont orientés sur leur secteur. 24% sortent dans des structures éducatives (foyer, lieu de vie, famille d'accueil).10% poursuivent leur hospitalisation dans un autre lieu. Le tableau 2 (Annexe 3) résume l'orientation des patients à la sortie.

2. Part des enfants relevant des dispositifs de protection de l'enfance dans l'unité

En 2004, sur les 133 enfants hospitalisés dans l'unité, 39 % relevaient des dispositifs de protection de l'enfance, c'est-à-dire qu'ils bénéficiaient d'au moins une mesure éducative : AED, AEMO ou placement à leur entrée dans l'unité. Pour 19 % des enfants hospitalisés, il s'agissait d'une mesure éducative simple (AED ou AEMO), tandis que les enfants venant d'un placement (institutionnel ou familial) représentent 20 % des patients hospitalisés dans l'unité.

12 signalements judiciaires ont été réalisés par les médecins du service, 6 pour demander une aide éducative et 6 pour demander un placement de l'enfant.

Le tableau 3 (Annexe 3) reprend ces données en précisant les mesures éducatives à l'entrée et à la sortie d'hospitalisation.

Je vais maintenant présenter l'observation clinique de cinq enfants. J'ai rencontré Amina, Soria, Virginie et Jérôme au cours de leur hospitalisation à l'U.L.P.I.J. J'ai rencontré Bahija dans le cadre du suivi qui a été mis en place pour elle et sa maman sur le IIIème Intersecteur de psychiatrie infanto-juvénile de Paris (Dr D. Bringard). Ces cas cliniques illustrent les aspects psychopathologiques étudiés au chapitre 2, et décrivent notre travail avec les différents intervenants auprès de l'enfant.

TROISIEME PARTIE

CAS CLINIQUES

CAS CLINIQUE 1 : AMINA

Amina est une jeune fille de 13 ans. Je fais sa connaissance dans un box aux urgences de pédiatrie de l'hôpital Bicêtre. Elle est accompagnée par une éducatrice, dans les suites d'un passage à l'acte hétéro agressif contre une autre éducatrice du foyer où elle vit depuis deux semaines.

Sur le plan des éléments biographiques et de l'histoire de la maladie, Amina est d'origine marocaine. Elle a été adoptée à l'âge de 2 mois, au Maroc, par un couple assez âgé. Elle a été élevée en France. Elle a un frère adoptif, âgé de 40 ans aujourd'hui.

Son père adoptif est décédé d'un cancer en 2000. Il semble que c'est à cette époque que ses troubles du comportement apparaissent et que les relations avec sa mère adoptive deviennent conflictuelles. On note en effet plusieurs signalements administratifs de l'école pour insolence, absentéisme et problèmes d'hygiène. Elle bénéficie alors d'une évaluation par une psychologue de l'ASE. Celle-ci préconise une séparation avec sa mère, car leurs relations deviennent violentes, mais aucune prise en charge éducative ou psychologique n'est mise en place.

En janvier 2005, sa mère adoptive, âgée de 74 ans, est hospitalisée en urgence pour des problèmes respiratoires. Amina, se retrouvant seule (son frère vit au Canada), est placée dans un foyer de l'ASE. En mars 2005, sa mère, et son frère, revenu du Canada, demandent une mainlevée de son placement. Mais ils ne viennent finalement pas la chercher, mettant en avant ses troubles du comportement au foyer (fugue, sort avec des garçons, consomme du tabac et du cannabis).

De nouveau Amina est confiée à l'ASE par OPP. Elle est placée une semaine dans une famille d'accueil, puis un mois dans un lieu de vie en Province. Elle en est exclue pour fugues et hétéro agressivité vis-à-vis des autres adolescents. Elle revient alors dans le Val de Marne où elle est accueillie dans un foyer d'urgence. Son éducatrice référente au foyer est enceinte de moins de 3 mois. Amina devient très agressive vis-à-vis d'elle. Elle la menace et manque de l'agresser physiquement au décours d'un entretien avec la psychologue.

Aux urgences, Amina décrit cet épisode comme un épisode de déréalisation où elle a pensé que cette éducatrice était sa mère biologique, enceinte d'elle, et qu'il fallait qu'elle la tue, elle et le bébé qu'elle portait. Elle est très calme, de bon contact, critique cet épisode mais n'exprime aucune culpabilité. Il n'y a pas d'éléments dépressifs ni d'autres éléments psychotiques. On retrouve une impulsivité et une intolérance à la frustration, elle n'a pas consommé de cannabis depuis plus d'un mois.

Une hospitalisation me semble nécessaire pour une évaluation psychiatrique et pour faire le point de sa situation sociale. Il n'y a pas de place dans le service de pédopsychiatrie, je l'adresse alors en consultation sur son C.M.P. et prévoit une hospitalisation différée.

Amina est exclue du foyer d'urgence qui demande à sa mère de venir la chercher. Cette dernière refuse. Elle est alors confiée à un autre foyer puis rapidement envoyée dans un lieu de vie en Province et de ce fait ne se rend pas au rendez-vous prévu au C.M.P.

Un mois plus tard, son éducateur référent à l'A.S.E. m'informe qu'elle a menacé la directrice du lieu de vie, qu'elle ne peut donc y rester, et demande une hospitalisation en urgence. Après une consultation au C.M.P., Amina est hospitalisée dans le service, elle est dans un nouveau foyer d'urgence.

Sur le plan sémiologique, on retrouve au cours de l'hospitalisation des conduites de provocation vis-à-vis des soignants, une difficulté à respecter les règles de l'unité. Amina présente une agressivité verbale, à l'égard des soignants, des médecins, et des autres adolescents hospitalisés. Elle s'intègre mal à leur groupe, recherche peu leur contact. Elle présentera plusieurs épisodes d'excitation qu'elle a du mal à contrôler, mais elle n'aura aucun passage à l'acte. On retrouve chez Amina une intolérance à la frustration et une impulsivité. Les entretiens avec elle sont pauvres, dénotant un défaut d'accès à la mentalisation. Malgré des réactions de prestance, Amina a une faible estime d'elle-même, « je suis 100% négative » nous dira-t-elle.

Sur le plan diagnostique, Amina présente selon la classification de la CIM 10 un trouble des conduites, de type agressif mal socialisé, puisqu'il y a un retentissement sur ses relations avec les autres enfants de son groupe d'âge. Selon de le DSM-IV, il s'agit d'un trouble des conduites à début pendant l'adolescence (Axe I). Selon la classification CFTMEA, Amina entre dans le cadre des pathologies limites (Axe I) avec fugues et violences contre les personnes, à dominante comportementale. On retrouve en effet un défaut d'étayage précoce, une dominance des expressions par le corps et l'agir, et des failles narcissiques.

Le risque est l'évolution d'Amina vers un trouble de la personnalité de type psychopathique ou bien limite (Axe II du DSM-IV, diagnostic à partir de 15 ans).

Sur le plan de la prise en charge proposée et de l'évolution, on ne prescrit pas de traitement médicamenteux. Amina bénéficie beaucoup du cadre contenant de l'hospitalisation, qui lui permettra un certain apaisement. Elle parait progressivement plus posée, et surtout moins agressive dans sa relation avec les adultes et les autres adolescents. Des entretiens sont régulièrement proposés, qu'Amina finira par investir plutôt bien malgré une opposition de principe au début de chaque entretien où elle semble interroger et vérifier notre intérêt pour son histoire et ce qu'elle peut ressentir.

Lorsqu'on évoque avec elle la question de sa filiation, Amina nous dira qu'elle n'a pu aborder que tardivement, depuis qu'elle est placée, lors des entretiens avec une psychologue, son adoption. Elle a pensé pendant longtemps, sans doute dans l'élaboration de son roman familial, qu'elle était la petite fille de ses parents adoptifs, sa mère biologique, leur fille, étant décédée. Sa mère adoptive reste très évasive lorsqu'on évoque avec elle les conditions de l'adoption d'Amina et ce qu'elle a pu lui en dire, disant simplement qu'il y a peu à raconter, sans que cela semble pour autant du registre du secret ou du non-dit pour elle. Nous ne pourrons pas approfondir avec elle du côté de la parentalité, de par sa difficulté avec le français d'une part, et de ses difficultés d'élaboration d'autre part.
Amina est très attachée à son père adoptif, et elle dira en vouloir beaucoup à sa mère de ne pas l'avoir emmenée avec elle au Maroc lorsque celui-ci y

a été inhumé. On voit là son sentiment d'exclusion par rapport à cette famille auquel elle a du mal à appartenir maintenant que son père est décédé.

De sa mère biologique, Amina, qui ne dispose d'aucune information, nous dira qu'elle pense qu'elle était une prostituée. Il sera très difficile de faire le lien avec le premier épisode qui l'a conduite aux urgences, où elle avait agressé son éducatrice enceinte, et d'évoquer ses représentations autour de la maternité. Amina nous dira avoir « oublié » ce qui s'est passé.

Amina comprend son placement comme un abandon de la part de sa mère adoptive. Non préparé, ce placement qui ne devait durer que le temps de l'hospitalisation de sa mère s'est finalement prolongé. Cette séparation semble avoir distendu un lien déjà fragile et carencé, interrogé et éprouvé par le comportement provoquant voire violent d'Amina à l'égard de sa mère. La jeune fille pourra néanmoins dire que sa mère adoptive est la seule famille qui lui reste, et elle pourra exprimer sa crainte de la voir disparaître comme son père. Elle justifie ses fugues et ses violences en foyer en disant qu'elle souhaite retourner chez elle, et elle est en effet régulièrement renvoyée, mais ne peut du fait de son comportement y retourner.

Sa mère est très ambivalente à son égard. Elle parle d'elle comme d'un mauvais objet qui lui gâche la vie, alors qu'elle a tout fait pour elle, et lui reproche son ingratitude. L'écart générationnel et culturel entre Amina et sa mère adoptive est important ce qui rend le dialogue encore plus difficile entre elles. Cette mère semble dans l'incapacité actuelle de l'accueillir de nouveau.

Amina ne peut ainsi trouver de place nulle part. Cette question de place renvoie à sa grande fragilité narcissique, et elle nous montre, en effet, ses plus mauvais côtés.

Alors qu'il nous semble important que le placement puisse se poursuivre tout en maintenant un travail avec la mère d'Amina, cette dernière demande une mainlevée du placement car les éducateurs tardent à trouver un lieu d'accueil pour sa fille, et que leurs relations se sont améliorées. Comme la première fois, elle ne viendra finalement pas la chercher. Tandis que la fin de son hospitalisation a été décidée depuis plus d'une semaine, Amina sortira finalement pour un énième foyer d'urgence.

Il parait important de pouvoir lui proposer un lieu d'accueil particulièrement contenant et aussi de lui éviter les ruptures et les discontinuités que les changements de foyer entraînent (et qui lui renvoient aussi à chaque fois une image d'enfant mauvais). Notons en effet qu'en sept mois Amina a vécu dans cinq lieux d'accueil différents.

L'un des objectifs de cette hospitalisation était de pouvoir proposer une réflexion aux différents partenaires s'occupant d'Amina afin de pouvoir s'orienter vers une prise en charge plus cohérente pour cette adolescente. Or il a été particulièrement difficile de travailler de manière cohérente car l'urgence prenait à chaque fois le pas sur la réflexion, et nous étions, comme Amina, dans le passage à l'acte.

Urgence à placer Amina lorsque sa mère a été hospitalisée alors qu'elle était déjà connue des services de protection de l'enfance pour ses difficultés.

Urgence pour lui trouver un lieu d'accueil quand sa mère ne vient pas la chercher après sa sortie de l'hôpital, alors qu'on connaît les difficultés de la relation d'Amina avec sa mère.

Urgence pour lui trouver un nouveau lieu d'accueil quand ses troubles rendent impossible son maintien en lieu de vie.

Urgence pour l'hospitaliser quand elle agresse une éducatrice, et alors qu'on confirme la nécessité d'une évaluation et de soins psychiatriques, un nouveau lieu d'accueil est trouvé en urgence, loin de sa famille d'origine et rendant impossible tout soin.

Notons que nous ne parviendrons pas à réunir tous les intervenants pour faire une synthèse de la situation (c'était une période de vacances d'été). L'éducateur référent d'Amina ne viendra pas la voir au cours de son hospitalisation, il ne profite pas du temps d'hospitalisation d'Amina pour chercher un lieu d'accueil qui puisse tenir. Il exprimera clairement son épuisement face à cette situation et son souhait de demander au juge de lever l'OPP et de renvoyer Amina chez sa mère (donc de l'abandonner).

CAS CLINIQUE 2 : SORIA

Soria, 14 ans, est transférée en urgence dans l'unité d'un service de pédiatrie où elle a été hospitalisée suite à une tentative de suicide médicamenteuse (zolpidem), car elle s'est scarifiée dans ce service.

Sur le plan biographique et de l'histoire de la maladie, les parents de Soria sont d'origine algérienne. Elle a un frère cadet de 12 ans.

En octobre 2004, elle confie au médecin scolaire que son père la frappe régulièrement.

Elle est hospitalisée en pédiatrie puis est confiée par OPP à l'ASE. Elle est alors placée dans une famille d'accueil d'urgence. Elle en fera plusieurs car elle supporte mal le cadre qui lui est imposé et fugue.

Elle est ensuite confiée, à sa demande, à sa grand-mère maternelle à Orléans.

Son père est condamné pour mauvais traitements, il n'a ni droit de visite, ni droit d'hébergement mais garde l'autorité parentale.

Les relations de Soria avec sa mère sont très conflictuelles. Lorsqu'elle vient lui rendre visite, elle lui fait beaucoup de reproches. La maltraitance fait partie du fonctionnement de la famille. La grand-mère, la mère, ont été battues par leur père puis leur mari. La grand-mère reproche à Soria « d'avoir parlé ». Soria n'a pas sa place chez elle. Elle est bannie de sa famille.

C'est dans ce contexte qu'elle fait une première tentative de suicide médicamenteuse, qui conduit à un nouveau placement chez une assistante maternelle. Soria demande au juge de ne plus avoir de contact avec sa mère et sa grand-mère maternelle.

Elle investit beaucoup la nouvelle assistante maternelle, Madame R. Cette dernière a un fils de 30 ans, elle accueille une autre jeune fille de l'âge de Soria et peut accueillir en urgence un autre enfant. Elle est très maternante, écoute beaucoup Soria, et est assez souple au niveau des limites. Elle se sent souvent dépassée par les demandes incessantes de Soria. En effet, Soria a beaucoup de mal à s'occuper et à rester seule. En même temps, elle refuse toute proposition qui lui permettrait de faire de nouvelles rencontres. Elle se plaint d'être déprimée, a du mal à s'endormir le soir.

Elle fait une deuxième tentative de suicide médicamenteuse avec le traitement que son médecin généraliste lui a prescrit pour l'aider à dormir. Elle est alors hospitalisée en pédiatrie. Là, elle menace de fuguer, persiste dans ses idées suicidaires. Elle se scarifie après le départ de l'assistante maternelle, disant ne pas supporter qu'elle ait pu la laisser à l'hôpital. Elle est alors transférée dans notre service.

A son arrivée dans l'unité, Soria est seule, ni l'assistante maternelle, ni un éducateur de l'ASE n'a pu l'accompagner.

Elle est très opposante, s'agitant et insultant les soignants. Elle semble très angoissée par la semaine de séparation, qui est préconisée dans le service.

Elle s'apaise lorsqu'on peut définir avec elle les objectifs de l'hospitalisation et sa durée. Soria pourra dire qu'elle a eu très peur d'être abandonnée à l'hôpital et de ne pas pouvoir retourner chez Madame R. Elle apparaît très vite avec une adaptation de surface dans le service, évoquant un fonctionnement en faux-self où elle dit et fait ce que l'autre attend d'elle. Elle critique son geste, qui a été impulsif, dans un moment de frustration.

Soria reprend la décision de séparation à son compte (puisqu'elle a parlé), se sentant, malgré son jeune âge, responsable des décisions qui la concernent et qui ont été suivies par le juge (se séparer de ses parents, aller chez sa grand-mère, arrêt des visites auprès de sa mère). Elle est actuellement dans un mouvement ambivalent à l'égard des figures parentales, dans un clivage au bénéfice de sa famille d'accueil, porteuse exclusive du bon, tandis qu'elle perçoit sa mère d'origine comme mauvaise.

On retrouve aussi chez Soria une faille dans l'estime qu'elle a d'elle-même, une lutte contre le sentiment de ne pas avoir été suffisamment aimable, avec un sentiment de vide rendant la solitude impossible à supporter, et l'amenant à être tout le temps collée à l'adulte. Soria est ainsi en rivalité avec les autres enfants dont s'occupe l'assistante maternelle.

Sur le plan diagnostique, il n'y a pas d'épisode dépressif caractérisé. Selon le DSM-IV, Soria présente un trouble anxiété de séparation (Axe I), comme le montrent la détresse qu'elle exprime lorsqu'elle est séparée de son assistante maternelle, son appréhension à rester seule ou à faire des choses sans elle, sa crainte de ne pas pouvoir retourner chez elle. Cela correspond à l'angoisse de séparation selon la CIM 10. Selon la CFTMEA, elle présente une pathologie de type limite, qui correspond à un défaut d'élaboration de la position dépressive rendant impossible l'intégration des angoisses dépressives, avec le recours à l'agir pour faire face à ses angoisses de perte d'objet. On retrouve chez Amina une dominance des troubles de la personnalité, avec une souffrance dépressive avec l'incapacité de recevoir une aide, ainsi que des angoisses d'abandon.

Sur le plan de la prise en charge, un traitement anxiolytique (alprazolam , 0,25mg 3 fois par jour) est prescrit en début d'hospitalisation puis rapidement arrêté.

La mère de Soria a été prévenue de l'hospitalisation de sa fille, nous avons un contact téléphonique avec elle, où elle peut exprimer son inquiétude à l'égard de sa fille, tout en préférant rester à distance de sa prise en charge.

En entretien, Mme R. parait être une femme fragile. Elle a du mal à mettre Soria à distance, l'acceptera plusieurs fois dans son lit le soir, au risque de cautionner la relation fusionnelle que Soria lui demande, cela d'autant plus qu'il n'y a pas de tiers (figure paternelle) dans cette famille d'accueil. Peu cadrante, elle ne pourra supporter aucun nouveau passage à l'acte.

Les entretiens avec Madame R. sont importants dans l'évaluation des difficultés de Soria. On voit en effet comment Soria reproduit avec elle les troubles de sa relation d'attachement primaire, dans une avidité affective qui se veut exclusive. Madame R. se sent entraînée dans « cet enfermement régressif » sans pouvoir s'y opposer. Pour reprendre les termes de M. David, la tentative de suicide de Soria marque l'entrée dans une phase de désillusion après celle de l'idylle, où viennent s'ajouter les difficultés de son entrée dans l'adolescence.

La fragilité exprimée par Madame R., et son souhait d'interrompre l'accueil de Soria, compromet ainsi la poursuite de ce placement et laisse présager les difficultés ultérieures.

On a pu, dans cette prise en charge, travailler avec l'équipe responsable du placement de Soria. Tenus régulièrement informés de l'évolution de l'hospitalisation de Soria et de nos rencontres avec Madame R., nous avons pu nous rencontrer afin de décider ensemble de ce qui pourra lui être proposé. L'équipe éducative a poursuivi parallèlement son travail de lien avec la famille de Soria.

Il est convenu avec les éducateurs et la psychologue de l'A.S.E. que Soria retourne chez l'assistante maternelle à sa sortie afin que puisse être préparé (c'est-à-dire en dehors de l'urgence) par la suite, un projet plus adapté de type foyer ou lieu de vie, où elle pourra trouver un cadre suffisamment contenant, capable de supporter ses passages à l'acte, le temps d'un travail psychothérapique sur une problématique familiale particulièrement complexe.

Deux semaines après sa sortie, Soria demandera une consultation dans le service (son psychiatre référent étant en vacances). Elle se présente triste sans être cliniquement déprimée. Elle a repris contact avec sa grand-mère paternelle, elle a appris que ses parents et son frère étaient partis en vacances. Elle se demande quelle place elle a encore auprès d'eux. Elle souhaite demander au juge l'autorisation de les revoir. Elle a du mal à supporter l'attente, dans le tout ou rien, elle voudrait vivre de nouveau avec eux, comme si rien n'avait été, à condition qu'on puisse la laisser vivre comme une « adolescente française ». Elle exprime là ses difficultés à se situer entre ses deux familles. Il semble que l'on puisse accéder à sa demande de rencontrer à nouveau sa famille, mais il est important que ces rencontres puissent être dans un premier temps médiatisées afin de limiter les mouvements agressifs des uns et des autres. Parallèlement, un travail autour du lien avec sa famille doit être mené, tant du côté des parents que du côté de Soria.

CAS CLINIQUE 3 : VIRGINIE

Virginie est aujourd'hui âgée de 16 ans.

Concernant son histoire familiale, elle est fille unique. Sa mère, Madame A., a été élevée par sa tante maternelle au Canada. Elle a regagné la France à l'adolescence où elle a vécu dans un foyer. Elle a 18 ans lorsqu'elle rencontre le père de Virginie, Monsieur M., dont elle est rapidement enceinte. Cette grossesse aurait été désirée, pour, semble-t-il, éviter l'incarcération de Monsieur M.

Monsieur M. a été en effet incarcéré à plusieurs reprises. Il a des antécédents de toxicomanie et abuse régulièrement de l'alcool. Il est issu d'une fratrie de dix enfants. Tous ont été placés. La mère de Monsieur M. vit dans une caravane dans le jardin du couple, elle est elle-même alcoolodépendante.

La mère de Virginie relate de violentes disputes avec son mari pendant sa grossesse. Elle a beaucoup de difficultés à s'occuper de Virginie dès ses premiers jours. Rapidement, elle reprend son travail et confie Virginie à son père et sa grand-mère paternelle.

Virginie est hospitalisée à plusieurs reprises pour maltraitance de la part de son père. Elle a quelques mois quand elle est retirée à ses parents pour être placée en pouponnière où elle restera jusqu'à l'âge de 3 ans. A la pouponnière, seule sa grand-mère paternelle viendra la voir. Elle est ensuite confiée à une famille d'accueil, dans le cadre d'un placement familial spécialisé, où elle restera jusqu'à ses 12 ans. Pendant cette période, elle garde peu de liens avec sa mère. Madame A. se sépare en effet de Monsieur M. peu de temps après le placement de Virginie. Virginie voit régulièrement sa grand-mère paternelle, qui a un droit de visite et d'hébergement, et son père, qui habitent dans le même quartier que la famille d'accueil. La grand-mère paternelle est très investie par Virginie.

Elle a également pu établir des liens de très bonne qualité avec sa famille d'accueil. Il s'agit d'un couple, d'origine portugaise, dont les enfants sont déjà grands. Seule leur dernière fille vit encore à la maison. Le couple s'est engagé dans une relation très affectueuse avec Virginie tout en sachant lui poser des limites. Néanmoins, Virginie présente à partir de dix ans des conduites d'opposition. Elle est alors suivie dans un CMP.

Virginie a 11 ans lorsque sa mère demande qu'on la lui confie de nouveau. Elle s'est remariée et est bien insérée socialement (elle est responsable du service financier d'une entreprise). Sa demande est acceptée par le juge, sans préparation ni mesure d'aide éducative associée. La mère de Virginie décide d'interrompre le suivi psychiatrique de sa fille. Le père de Virginie et sa grand-mère paternelle ont un droit de visite un week-end sur deux, qui est honoré.

Après une période de « lune de miel », les relations entre Virginie et sa mère se dégradent progressivement. Virginie fait deux tentatives de suicide médicamenteuses qui conduisent à une reprise du suivi au CMP. Lors de ces consultations, Virginie parle peu, surtout lorsque sa mère est présente. Elle commence à se scarifier, notamment au collège, ce qui donne lieu à un signalement de la part de l'école. La mère signale des troubles des conduites alimentaires, Virginie maigrit rapidement et présente des vomissements. Elle est très agressive vis-à-vis de sa mère et de sa grand-mère paternelle.

C'est dans ce contexte qu'elle est hospitalisée une première fois dans l'unité. Virginie est, au début de l'hospitalisation, dans une attitude paradoxale où elle est incapable d'entrer en relation en entretien, mais où elle sollicite sans cesse les soignants en dehors de ce contexte. Progressivement, elle pourra questionner sa mère sur la place qu'elle a auprès d'elle, et finira par exprimer le souhait de ne plus vivre avec elle.

Il n'y a pas de symptomatologie anxieuse ou dépressive au premier plan. Virginie est dans une tentative de maîtrise de sa relation à l'autre et à elle-même, avec des conduites anorexiques (restriction alimentaire et vomissements). Il n'y a pas de désorganisation de la pensée. Elle présente une anorexie mentale avec vomissements (DSM-IV), de type restrictive (CFTMEA et CIM 10).

Les entretiens avec la mère de Virginie montrent chez elle une grande souffrance narcissique, peu élaborable. Elle est elle-même dans l'impossibilité à décider d'une séparation avec Virginie tout en disant ne pas supporter la vie commune. Elle est en rivalité avec la grand-mère paternelle de Virginie.

Le père est peu présent dans cette problématique, refusant les entretiens proposés.

Dans ce contexte, une séparation est préconisée avec accueil de Virginie dans un lieu éducatif. Virginie retourne chez sa mère après l'hospitalisation, en attendant qu'un lieu d'accueil soit trouvé.

Les troubles alimentaires de Virginie se majorent et nécessitent son hospitalisation en médecine avec renutrition par sonde gastrique. Elle est ensuite transférée à l'Institut Mutualiste Montsouris (IMM) pour poursuite de la prise en charge. Seule sa grand-mère l'accompagne là-bas. Elle y reste hospitalisée cinq mois pendant lesquels Virginie est de nouveau confiée à l'ASE par OPP.

Les troubles du comportement alimentaire de Virginie semblent être à ce moment le mode d'expression de ses difficultés à exister et un moyen relationnel.

« Fais un régime » lui avait dit sa mère, « je ne pouvais plus m'arrêter de maigrir » disait Virginie, renvoyant ainsi à sa mère, avec beaucoup d'agressivité, une image de mauvaise mère. Le refus de manger est alors une provocation faite à sa mère, qui rappelle l'échec de leur lien primaire et souligne les défaillances dans l'identification mère fille. Au cours de son hospitalisation à l'IMM, et alors que Virginie sait qu'elle ne retournera pas chez sa mère, les troubles du comportement alimentaire évoluent vers d'autres types de troubles du comportement, à type de crises d'agitation et de violence qui surviennent lors de frustrations associées à des mouvements d'abandon maternel. Ses conduites d'opposition rendent un lieu d'accueil éducatif difficile à trouver pour Virginie.

Au cours de cette hospitalisation, seule la grand-mère paternelle vient la voir de manière régulière.

Finalement un foyer accepte d'accueillir Virginie. Ce foyer demande une certaine autonomie aux adolescents. Il est organisé en plusieurs unités de 5-6 adolescents avec des éducateurs référents qui ne sont pas présents en permanence. Les adolescents sont peu cadrés, ils sortent, mangent, dorment quand ils le souhaitent.

Malgré le désir de Virginie d'intégrer ce foyer, elle présente plusieurs épisodes de scarifications dès son arrivée. Une nouvelle hospitalisation dans l'unité d'urgence de la Fondation Vallée est décidée pour un séjour de rupture dans le cadre de son intégration dans ce foyer. C'est à cette occasion que je la rencontre pour la première fois, Virginie a alors 15 ans. Après une phase d'opposition qui cède lorsqu'on lui indique qu'elle retournera dans son foyer, Virginie s'exprime plus en entretien, elle semble rassurée par le cadre de l'hospitalisation. Elle est dans une quête affective permanente et dans une recherche d'attention de la part de l'adulte, grattant ses cicatrices lorsqu'on ne s'occupe pas d'elle.

Aux entretiens, sa mère évoque ses doutes par rapport à ses capacités de mère. Elle ne montre aucune empathie à l'égard de sa fille, tenant un discours plutôt moralisateur vis à vis de Virginie. Elle parle de son incapacité à supporter la violence de Virginie et son souhait de prendre ses distances pour se protéger elle-même.

Virginie est hospitalisée une troisième fois dans le service quelques semaines plus tard. Ses troubles du comportement se majorent (scarifications, crises d'agitation, mise en danger à l'extérieur du foyer), dans un contexte de fermeture programmée du foyer pendant les vacances d'été, de départ ce même mois de sa grand-mère en vacances, et d'absence de projet pour elle pendant cette période.

Cette hospitalisation est marquée par deux phases. Une première phase où Virginie est dans une opposition majeure avec des comportements de provocation (insultes, jets d'objets) et d'auto agressivité, des crises d'agitation nécessitant sa mise en chambre d'isolement. Dans une deuxième phase, alors qu'on avait décidé, compte tenu de ses troubles, de la garder jusqu'à la réouverture de son foyer, Virginie parait beaucoup plus calme, dans l'alliance pour les soins, malgré un besoin constant de réassurance.

Sur le plan diagnostique, Virginie ne présente plus de troubles du comportement de type d'anorexie mentale mais des crises de boulimie, sans vomissements, qui sont peu fréquentes. (Axe I du DSM IV et CIM 10). Elle présente au niveau de l'axe II du DSM IV un trouble de la personnalité de type borderline, marquée par une instabilité des relations interpersonnelles, une impulsivité, des auto-mutilations, une instabilité affective et des colères intenses et inappropriées. Cela correspond à la personnalité émotionnellement labile de type borderline selon la CIM 10, à une pathologie limite avec dominance des troubles de la personnalité selon la CFTMEA.

Sur le plan de la prise en charge, Virginie a au début un traitement sédatif qui vise à diminuer ses crises d'agitation (loxapine jusqu'à 100 gouttes par jour) et qui est progressivement diminué puis arrêté, associé à un traitement anxiolytique par benzodiazépines (diazépam, 15mg par jour). Elle a également un traitement par olanzapine à visée anti-impulsive (hors AMM).

Virginie est dans une relation de dépendance à l'autre avec une demande relationnelle qui s'apparente plus à l'accaparement qu'à un échange affectif.

Adoptant des attitudes régressives à l'égard de sa mère, elle a du mal à entrer dans un processus de séparation-individuation, qui réactive ses angoisses d'abandon. C'est la décision de séparation qui lui permettra d'aborder ce processus. Après une période marquée par l'angoisse que ce processus suscite chez elle (et qu'elle agit contre son corps), on espère que Virginie pourra accepter un peu plus d'être seule, et donc de vivre dans un foyer où on lui demande une certaine autonomie, et où on l'aide à trouver cette « *capacité à être seule* ».

Les nouvelles que j'ai de Virginie ne sont pas aussi bonnes. Elle est en effet de nouveau hospitalisée à la Fondation Vallée, depuis maintenant plus de six mois, pour de graves conduites d'automutilation. Ses conduites d'automutilation, de profondes scarifications des avant-bras, l'amenaient jusqu'à plusieurs fois par jour aux urgences de l'hôpital le plus proche de son foyer, où devait se rendre sa mère à chaque fois pour signer l'autorisation de soins. Il semble que le foyer où est Virginie n'est pas du tout investi, ni par sa mère, ni par sa grand-mère.

Comme lors des précédentes hospitalisations, Virginie a présenté dans un premier temps de violentes conduites d'opposition, avec un discours provocateur et insultant vis-à-vis des soignants. Puis elle a pu s'apaiser, dans une demande très régressive vis-à-vis des soignants, s'installant dans l'unité. Elle garde des plaintes somatiques multiples, dans un rapport ambivalent à son corps, qu'elle enduit de crème tout en étant incurique.

Ses capacités de verbalisation et de mentalisation restent faibles, son histoire et ses angoisses sont difficilement élaborables, rien ne semble pouvoir tenir. Chaque projet de sortie réactive pour le moment ses conduites d'automutilation, comme si Virginie ne pouvait être bien que dans le cadre particulièrement contenant de l'hospitalisation.

Plusieurs réflexions sur le cas de Virginie :

Sur le plan psychopathologique d'une part, la violence et la crudité des attaques de Virginie contre son corps font maintenant évoquer pour le médecin qui s'occupe d'elle des mécanismes de fonctionnement psychotique. La symptomatologie développée par Virginie rappelle également « *le syndrome du comportement vide* » décrit par Kreisler, marqué par le faire et l'agir, et qui naît dans l'insuffisance chronique d'attachement. La présence d'une famille d'accueil bienveillante et attentive, la relative continuité assurée par la grand-mère paternelle semblent être restées insuffisantes pour combler « ce vide relationnel ».

La mère de Virginie est, quant à elle, confrontée à la blessure narcissique de son impossible maternalité. Elle est dans un désir de réparation. On voit dans son discours comment Virginie est l'objet d'un clivage. Elle est tantôt l'enfant imaginaire, qu'elle aurait dû aimer et élever, jolie, polie et bonne élève ; tantôt l'enfant mauvais, un « poids » qu'elle doit porter, la « punition » de son union avec le père de Virginie (ce sont ses mots), qu'elle ne peut de ce fait ni effacer ni oublier. Entre ces objets clivés, Virginie, l'enfant réel n'existe pas. Plus loin dans la prise en charge, elle pourra exprimer les angoisses que Virginie fait resurgir chez elle, qui sont des angoisses très archaïques (comme des angoisses de dévoration). Elle est elle-même dans la dénégation de sa propre histoire, ce qui rend tout travail thérapeutique bien difficile.

La grand-mère paternelle a toujours été présente pour Virginie. Elle vient de manière régulière, bien que souvent alcoolisée, aux visites et aux entretiens proposés par le médecin. Elle évoque souvent au cours de ces entretiens l'une de ses filles, confiée alors qu'elle était bébé à sa belle-mère. La rivalité entre la mère de Virginie et sa grand-mère paternelle fait penser à une histoire qui se répète, et dont l'actrice changerait de rôle.

Sur le plan institutionnel, le retour de Virginie chez sa mère n'a été ni préparé, ni suivi, ni aidé. On voit là la nécessité d'évaluer le lien parent-enfant avant tout projet de retour. Le lien d'appartenance et de filiation naît en effet des interactions précoces et se construit dans la quotidienneté. Virginie a été peu ou pas investie par sa mère à sa naissance. Elles ne se sont rencontrées par la suite que de manière épisodique pendant plusieurs années. On imagine donc ce lien plutôt précaire.

Les véritables figures d'attachement de Virginie sont représentées par sa famille d'accueil et sa grand-mère paternelle. Les apparitions-disparitions de sa mère laissent chez Virginie des angoisses d'abandon permanentes et délétères. On peut penser que ce retour de Virginie chez sa mère, non préparé, non élaboré, ni par Virginie, ni par sa mère, a joué un rôle déterminant dans le développement de ses troubles.

Les troubles du comportement de Virginie rendent actuellement un projet de vie dans un lieu éducatif bien difficile à réaliser, et pourtant on a du mal à envisager que Virginie puisse passer sa vie à l'hôpital psychiatrique. Les éducateurs de Virginie sont dépassés par ses troubles, ils changent souvent. Sa nouvelle éducatrice est prise dans une identification à la mère de Virginie, qui peut effectivement être très touchante. Mais, comme la mère de Virginie, elle vient peu la voir. Quand Virginie la sollicite pour quelque chose, elle le lui envoie dans un colis, que la demande de Virginie soit adaptée ou non. Dans un probable sentiment d'impuissance, le service de l'ASE a demandé au juge un changement de circonscription (puisque Virginie n'habite plus chez sa mère), sans en informer le service où est hospitalisée Virginie. Cela illustre le difficile partenariat avec l'ASE dans cette situation.

CAS CLINIQUE 4 : JEROME

Jérôme est un jeune garçon de 9 ans ½ adressé dans l'unité par le foyer où il est placé pour évaluation d'un syndrome dépressif et idéations suicidaires.

Sur le plan des éléments biographiques et de l'histoire familiale, les parents de Jérôme se sont séparés il y a quelques mois. Son père travaille de nuit au marché de Rungis. Il sera hospitalisé en même temps que Jérôme en psychiatrie pour un syndrome dépressif dans un contexte d'alcoolo dépendance. Il a déjà fait deux tentatives de suicide.

Sa mère est sans profession. Elle présente également une alcoolo dépendance et est suivie en ambulatoire. Jérôme a une demi-sœur du côté maternel âgée de 25 ans.

Les disputes entre les parents de Jérôme sont anciennes et aggravées par leur alcoolisme. Devenant violentes, elles ont nécessité à plusieurs reprises l'intervention de la police.

Dans ce climat Jérôme est souvent négligé. Il présente un retard scolaire important.

En juin 2004, les conflits entre ses parents se majorent. Au cours d'une dispute qui tourne mal, Jérôme est placé en urgence dans un foyer, il a alors 8 ans, il s'agit d'un placement judiciaire.

La mesure de placement est prononcée pour un an.

Il semble que Jérôme accepte bien la séparation et bénéficie beaucoup du cadre plus serein qui lui est proposé.

Pour ses parents cette séparation est vécue comme une punition mais elle les fait réagir. Chacun a décidé de se soigner et les relations s'apaisent entre eux. Ils viennent voir Jérôme régulièrement au foyer et paraissent plus disponibles pour lui. Néanmoins Jérôme n'a pas encore eu de permission à la maison.

Dans ce contexte où tout le monde semble aller mieux, le Juge prononce la mainlevée de la mesure de placement, qui prendra fin comme prévu. L'absence de permission n'a néanmoins pas permis de préparer ce retour ni d'évaluer les difficultés ultérieures. A l'approche de son retour à domicile par permission judiciaire, Jérôme commence à présenter des troubles du comportement au foyer : fugues, menaces suicidaires sur la voie du R.E.R, menace d'un éducateur avec un bout de verre. Jérôme est alors exclu du foyer et retourne plus rapidement que prévu chez ses parents. Le retour de l'enfant au domicile conduit à une décompensation de la pathologie et de la conjugopathie de ses parents (ivresses, violences dans le couple). On peut penser, a posteriori, que les troubles du comportement de Jérôme signaient la prématurité de son retour dans sa famille et qu'il aurait été important d'en tenir compte dans la décision judiciaire concernant l'issue du placement.

Une nouvelle OPP est alors prononcée, de nouveau en urgence.
Les parents de Jérôme décident de se séparer. Les visites auprès de Jérôme sont médiatisées. Placé dans un foyer d'accueil d'urgence, Jérôme continue à présenter des troubles du comportement. Il sollicite l'attention de l'adulte en permanence, est agité, a des troubles du sommeil. Il est très anxieux. Il

dit qu'il veut se tuer. Il est très demandeur de l'hospitalisation, en miroir de son père qui a lui aussi accepté d'aller à l'hôpital.

Il doit partir dans un lieu de vie en province pour les vacances d'été. Il est prévu qu'il y reste un an si son séjour se passe bien. La date de son départ est déjà programmée. Jérôme sait qu'il passera donc un temps court à l'hôpital.

A son arrivée dans le service, Jérôme parait triste. Dans un discours un peu adultomorphe, il demande une mise à distance de ses problèmes. Il restera, tout au long de son hospitalisation, beaucoup dans la maîtrise et il n'a effectivement pas voulu évoquer son histoire familiale avec nous. Il est très vite à l'aise dans le service, dans un lien d'attachement diffus et indifférencié vis-à-vis des soignants, auprès de qui il demande beaucoup d'affection.

Son anxiété apparaît au premier plan, avec un besoin constant de réassurance. Il pose plusieurs fois la même question, et il lui faut plusieurs fois la même réponse pour qu'il puisse se sentir complètement rassuré. Il n'a pas de repères temporels, ce qui probablement contribue à majorer son angoisse et rend l'attente difficile à supporter. Jérôme ne semble pas en effet avoir acquis la permanence de l'objet. Sans cette sécurité interne, il lui est bien difficile d'envisager qu'il puisse y avoir des choses sûres.

Il apparaît ainsi dans le service comme un petit garçon qui ne peut supporter l'inactivité, l'ennui et l'incertitude. Son hyperactivité et son instabilité semblent ainsi avoir pour fonction d'éviter toute angoisse de perte et de séparation. On peut penser que ses idéations suicidaires ont été également une réaction dépressive à ses angoisses de séparation. Très rapidement, Jérôme pourra les mettre à distance. A la faveur d'un étayage suffisant, les troubles du sommeil et l'agressivité s'amendent également rapidement.

Il pourra manifester plusieurs moments d'excitation, en relation avec son anxiété, avec alors la possibilité de réagir au cadre, et un grand besoin de contenance.

Sur le plan diagnostique, on pourrait discuter la présence d'un trouble déficit de l'attention / hyperactivité, mais Jérémy peut s'apaiser en fin d'hospitalisation et son agitation semble plutôt en lien avec son état émotionnel (tristesse). Il entre dans le cadre d'un trouble réactionnel de l'attachement de l'enfance, de type désinhibé (Axe I du DSM IV) ou trouble de l'attachement avec désinhibition (CIM 10), ce trouble n'apparaît pas dans la CFTMEA R-2000, les troubles de l'attachement n'ayant pas été retenu comme rubrique classificatoire.

Ce trouble de l'attachement pourrait être spécifié selon les critères de Zeanah et Boris, comme un trouble de la base de sécurité avec mise en danger. En effet, il semble que, même si Jérôme est dans une demande affective indifférenciée, il ait néanmoins repéré ses parents comme figures d'attachement privilégiées, avec un attachement marqué par des mises en danger.

Notons de nouveau que la décision initiale de retour en milieu familial entraîne l'institution dans la même incapacité que ses parents à protéger Jérôme, malgré ses mises en danger qui sont là pour demander protection et attention.

Sur le plan du traitement, un traitement par Cyamémazine (15 gouttes par jour) a été mis en place afin de diminuer l'anxiété de Jérôme.

Ses parents viendront lui rendre, séparément, des visites médiatisées. Ils ont eux-mêmes des difficultés à respecter les règles de l'unité. Dans le discours de ses parents, Jérôme n'est évoqué qu'à travers les conflits qui les opposent (violence entre eux, problèmes de garde, alors qu'il est placé). Le fonctionnement de ce couple ne laisse pas de place à Jérôme, qui est pour eux soit un objet narcissique soit le jouet de leur relation sadomasochique.

Néanmoins, les parents de Jérôme sont restés compliants aux soins tant psychiatriques qu'éducatifs apportés à leur fils, et ils ont pu profiter de ce temps à l'hôpital avant son départ en province pour accepter cette nouvelle séparation.

Même si le temps de l'hospitalisation a été court, ce temps lui a permis de se poser et de prendre de la distance entre deux lieux d'accueil.

Notre rôle dans cette prise en charge a été limité. Il s'agissait de protéger Jérôme de ses mises en danger en lui proposant un cadre rassurant capable de contenir son angoisse. La suite de sa prise en charge avait déjà été décidée avant son hospitalisation. On peut se demander néanmoins, compte tenu de la fragilité de ses liens d'attachement, de l'absence de permanence de l'objet, s'il pourra supporter un éloignement géographique important de ses parents, et comment ses parents pourront continuer à l'investir du fait de cette distance. Il s'agirait en effet de ne pas tomber dans le même écueil que précédemment, c'est-à-dire maintenir une décision quoique puisse nous montrer Jérôme. Nous avons pu faire part de ces inquiétudes à l'équipe qui s'occupe de Jérôme qui va se donner le temps des vacances d'été pour évaluer si ce lieu de vie en Province est toujours indiqué. Notons enfin que cette équipe a pu assurer une continuité auprès de Jérôme pendant son hospitalisation en l'accompagnant à son arrivée, en venant le voir au milieu de son séjour et en venant le chercher à la sortie de son hospitalisation.

CAS CLINIQUE 5 : BAHIJA

Bahija est un bébé de quatre mois lorsque je la rencontre en mai 2006, dans le cadre des consultations de l'unité de prévention du Centre médico-psychologique du IIIème   Intersecteur de psychiatrie infanto-juvénile de Paris, assurées par le médecin responsable de cette unité.

L'unité de prévention est une unité mobile qui travaille autour des liens précoces   parents-enfant en proposant des consultations et des groupes de soutien à la parentalité afin de prévenir les troubles de la relation précoces.

La maman de Bahija, Madame E. est suivie dans cette unité depuis son huitième mois de grossesse.

Madame E. a 35 ans, elle est égyptienne. Elle a fait là-bas des études de tourisme après son baccalauréat et a travaillé dans un hôtel.

Elle a fait un premier épisode psychotique aigu à l'âge de 25 ans, juste après la rupture de ses fiançailles avec l'homme qu'elle devait épouser. Elle est alors traitée par Zuclopenthixol retard, qu'elle arrête au bout de 3 mois. Ce premier épisode signe une entrée dans un trouble schizophrénique, d'évolution déficitaire. Peu autonome, elle vivra par la suite dans sa famille sans reprendre d'activité professionnelle.

Madame E. a trois sœurs et un frère qui vivent en Egypte. Ses parents vivent à Paris, sa mère tient un commerce et son père travaille dans une compagnie aérienne.

Elle arrive en France en février 2005, avec un visa touristique. Elle est actuellement en situation irrégulière. Elle s'est mariée religieusement en Egypte peu de temps avant avec Monsieur S., qui est d'origine égyptienne mais qui a la nationalité française. Monsieur S. est propriétaire d'un garage en région parisienne.

A son arrivée en France, Madame E va vivre avec son mari. Elle découvre rapidement qu'elle est en fait sa quatrième épouse. Les deux premières épouses de Monsieur S. vivent en Egypte. Sa troisième épouse vit en région parisienne. Monsieur S. a deux enfants issus de ces précédentes unions, une fille âgée de 8 ans, qui vit en Egypte, et un garçon âgé de 6 ans qui vit en région parisienne. Madame E. supporte mal l'existence de ces autres femmes et souhaite se séparer de son mari. Elle se plaint aussi de ses violences. Elle débute néanmoins une grossesse en avril 2005, qu'elle a fortement désirée. D'après Madame E., son mari lui aurait dit ne pas vouloir s'occuper de l'enfant et lui aurait ordonné d'aller vivre chez ses parents. Madame E. décide de garder l'enfant.

Sur les conseils des services sociaux, elle reprend un suivi psychiatrique au CMP et est traitée par Chlorpromazine, qu'elle interrompt au bout de quelques mois.

Elle est hospitalisée à 7 mois de grossesse à la maternité pour un diabète gestationnel, où les médecins s'inquiètent de la présence d'idées délirantes de thématique persécutive. Elle est en effet persuadée que son bébé est mort, que les médecins de la maternité sont sous les ordres de son mari et sont là pour lui faire du mal, à elle et son futur bébé. Elle est alors hospitalisée en HDT en psychiatrie adulte pendant 3 semaines, où elle est traitée par Loxapine à faibles doses.

C'est ce service de psychiatrie adulte qui interpelle l'unité de prévention et fait part de ses inquiétudes concernant le futur bébé.

Une première consultation a lieu en décembre 2005 au CMP avec le médecin responsable de l'unité de prévention. Madame E. est accompagnée de ses parents et d'un traducteur car tous parlent peu le français. Au cours de cette première consultation, Madame E. est de bon contact, il n'y a pas d'éléments délirants ni dissociatifs. Elle n'exprime pas d'angoisse particulière concernant l'arrivée du bébé et pense pouvoir bien s'en occuper. Ses parents sont très contents de cette grossesse et soutiennent leur fille. Madame E. poursuit son traitement (Loxapine 90 mg/jour). Bien qu'elle n'ait pas de demande particulière, elle accepte de rencontrer régulièrement l'équipe de l'unité de prévention.

Madame E. accouche le 29 décembre 2005 d'une petite fille qu'elle prénomme Bahija. L'accouchement, durant lequel Madame E. a été très agitée, voire agressive, a été long et douloureux.

Madame E. n'a pas informé le père de la naissance de Bahija, de peur qu'il ne vienne prendre le bébé. Elle déclare l'enfant sous son nom de jeune fille. La maternité accepte, à la demande de l'unité de prévention, de garder Madame E. et Bahija le temps d'évaluer le lien mère-bébé. Madame E. est très sédatée par le traitement neuroleptique, qui a été augmenté par le psychiatre de liaison de l'hôpital, du fait de l'apparition d'éléments d'agitation et de désorganisation. Les soins sont assurés par une puéricultrice en présence de la maman, l'équipe de la maternité décidant de ne pas laisser l'enfant seule avec sa maman.

Le médecin responsable de l'unité de prévention ainsi qu'une éducatrice de l'unité viennent rendre visite à Madame E et son bébé, une fois par semaine. Elles rencontrent également régulièrement la mère de Madame E., avec une interprète. C'est l'unité de prévention qui fera le lien entre le CMP adulte, pour la reprise de son suivi, le psychiatre de liaison, et le service de la maternité.

Madame E. est dans le déni de ses troubles psychiatriques. Son discours est incohérent par moments, elle erre dans les services de l'hôpital, parait désinhibée (se maquille beaucoup, interpelle les patients hommes de l'hôpital), évoque une seconde grossesse, mais son état reste tolérable à la maternité. Ses symptômes sont rapportés à des éléments féconds d'une schizophrénie de type désorganisée selon l'axe I du DSM-IV et la CIM 10.

Concernant la relation avec sa fille, Madame E. commence à participer aux soins du bébé, soutenue par l'unité de prévention, et accompagnée par les puéricultrices de la maternité. Madame E. ne parle pas spontanément à son bébé, les soins sont plutôt mécaniques. Elle exprime beaucoup d'angoisses par rapport à Bahija : elle a peur de ses régurgitations et interrompt de ce fait sans cesse le biberon qu'elle lui donne pour lui tapoter le dos, elle craint aussi que sa fille n'avale l'eau du bain quand elle la baigne ou qu'elle prenne froid. Elle a du mal à percevoir les besoins et le rythme de son bébé. Bahija a tendance à éviter le regard de sa mère au cours des soins, c'est un bébé assez tendu.

Dans ce contexte, une hospitalisation dans l'unité mère-bébé de l'intersecteur est proposée. Madame E. est très ambivalente par rapport à cette hospitalisation car elle n'en comprend pas l'indication. Après deux rendez-vous de préadmission, elle finit par refuser cette hospitalisation.

L'inquiétude de la maternité sur les capacités de cette maman à s'occuper de son bébé est importante, cela depuis la grossesse de Madame E. De plus, la mère de Madame E. est peu présente au domicile, elle se retrouvera donc souvent seule avec son bébé.

La maternité, après quatre semaines d'hospitalisation de Madame E. et de Bahija, signale alors la situation de Bahija au procureur de la République. Bahija est placée pour six mois dans une pouponnière à Paris par OPP, une

IOE est également demandée. Une audience avec le juge pour enfant est prévue dans trois mois pour faire le point. La mère a un droit de visite de l'enfant d'une heure deux fois par semaine, médiatisé par une éducatrice ou une psychologue du service des familles de la pouponnière. Toute la famille E. vit ce placement comme un rapt, Madame E. n'en comprend pas les motifs.

L'unité de prévention propose de poursuivre son travail d'accompagnement de la relation mère-enfant, ce que la pouponnière accepte sans difficulté. Il est donc convenu que ces consultations aient lieu une semaine sur deux avec le médecin et l'éducatrice de l'unité, le plus souvent possible sur le CMP, afin de pouvoir bien différencier le travail de la pouponnière de celui de l'unité. Lorsque la pouponnière ne peut pas accompagner Bahija aux consultations au CMP, c'est l'équipe, qui se déplace. Ces consultations alternent avec des observations de Bahija une semaine sur deux par l'éducatrice à la pouponnière. Ces observations sont actives, c'est-à-dire que l'éducatrice échange avec Bahija, lui parle de sa maman, de la consultation précédente. Une synthèse est organisée avec la pouponnière tous les deux mois.

Par ailleurs, Madame E. poursuit ses consultations au CMP adulte. Son traitement semble adapté (Rispéridone, 4 mg/j). Son état psychiatrique se stabilise.

Le père de Bahija réapparaît. Il est de retour en France depuis début février 2006. Madame E. lui aurait dit que le bébé était décédé. Il dit que son mariage est valable en France et veut s'occuper de Bahija. Il fait des démarches à la mairie pour reconnaître l'enfant et lui donner son nom. Il obtient un droit de visite de Bahija deux fois par semaine à la pouponnière.

Les consultations sont proposées aux deux parents. Monsieur S. vient moins régulièrement du fait de ses activités professionnelles et de multiples allers-retours avec l'Egypte.

Dans un premier temps, le discours de Madame E. est centré autour du retour de Bahija chez elle. « Je veux Bahija avec moi » répète-t-elle. Son bébé, son pays d'origine, lui manquent. Progressivement Madame E. semble accepter la réalité de ce placement, même si celui-ci reste profondément douloureux pour elle, et qu'elle n'en comprend toujours pas les motivations. Elle est aussi très vigilante aux réactions de chacun quand elle s'occupe de Bahija, sans doute par peur d'être jugée. Préoccupée par le placement de Bahija, elle a du mal à profiter de son bébé pendant les consultations.

Un lien de confiance s'instaure petit à petit avec le médecin et l'éducatrice. Madame E. peut se détacher du regard du soignant et être plus spontanée avec sa fille. Si les questionnements de Madame E. concernant le placement persistent, on peut aborder d'autres sujets que le placement (même si l'équipe reste en lien avec le juge pour enfant) et s'orienter vers l'objectif initial, à savoir aider Madame E., en dépit de ses difficultés, à créer un lien de qualité avec sa fille. Il s'agit en effet de s'appuyer sur les parties « saines » de cette maman, sur ses ressources et ses compétences, afin de les valoriser et de les développer.

On aide Madame E. à ajuster la distance avec son bébé, qu'elle a tendance au début à étouffer de câlins. On l'aide aussi à repérer les progrès de Bahija et à communiquer avec elle. Madame E. exprime sa difficulté à parler français, et le fait que Bahija n'a pas l'habitude d'entendre parler arabe à la pouponnière. Bahija peut maintenant la regarder et avoir de bons échanges avec sa maman. C'est un bébé qui se développe très bien. Madame E. est néanmoins toujours en difficulté pour percevoir les besoins et les signes que lui envoie son bébé (par exemple elle agite souvent le hochet devant elle de manière stéréotypée, sans voir que Bahija a détourné son regard). La pouponnière a les mêmes observations, Madame E. prête à son bébé des émotions qui sont calquées aux siennes et parfois en décalage avec la réalité (par exemple elle dit que Bahija est triste alors qu'elle est endormie). Monsieur S. se rend aux consultations environ une fois par mois. C'est un homme autoritaire, pour qui il est sans doute difficile de n'être confronté qu'à des femmes. Il ne comprend pas le placement, qui ne correspond pas à sa culture. Même s'il la dévalorise beaucoup, il pense que Madame E. peut s'occuper de son enfant et ne reconnaît pas ses troubles psychiatriques. Il propose que Bahija soit accueillie et élevée par son autre épouse. Il a tendance à « accaparer » Bahija, veut montrer le lien qu'il a avec elle. Il est parfois peu adapté, veut l'asseoir ou la faire marcher, se fâche quand elle met un jouet dans la bouche. Les tensions entre Monsieur S. et Madame E. sont très importantes.

Les consultations qui précèdent l'audience avec le juge pour enfant sont plus tendues. Madame E. veut reprendre Bahija, elle est ambivalente par rapport au fait qu'elle soit confiée à son père, craignant que sa place soit prise auprès de Bahija par son autre épouse. C'est aussi notre inquiétude.
A l'audience, en juin 2006, le juge s'appuie sur les observations de la pouponnière et les résultats de l'expertise psychiatrique de Madame E. et maintient le placement de Bahija. Concernant la demande de Monsieur S., qui est qu'on confie sa fille à lui et à son épouse, le juge souhaite attendre les conclusions de l'IOE et demande l'expertise psychiatrique de Monsieur S. et de son épouse actuelle. Il rendra sa décision, en fonction de ces

éléments, à la fin de l'OPP. Il demande que l'Aide sociale à l'enfance explore d'ores et déjà les solutions de placement familial. Si Bahija n'est pas confiée à son père, elle sera accueillie dans une famille d'accueil.

Lors de la consultation suivante, Madame E. exprime sa déception et son incompréhension. Elle craint de ne plus pouvoir voir sa fille et souhaite qu'elle soit confiée à son père. Elle se plie néanmoins à cette décision. Monsieur S. nous rejoint au milieu de la consultation. Il est furieux, ne comprend pas pourquoi le juge ne lui a pas confié Bahija, pourquoi il pense qu'il n'est pas capable d'élever sa fille, il menace de l'enlever et de l'emmener en Egypte, insiste sur l'importance des liens du sang. Il évoque alors sa première fille qu'il n'a pas vue pendant cinq ans et qui a peur d'aller vers lui maintenant, disant qu'il ne veut pas que ça recommence. Bénéficiant d'une écoute attentive malgré sa véhémence, il pourra s'apaiser par la suite, et accepter les rendez-vous suivants.

Dans la prise en charge de Bahija et de ses parents, il s'agit de parvenir à travailler en cohérence de manière pluridisciplinaire. Chaque intervenant doit en effet trouver sa place :
- la pouponnière se consacrant au développement de Bahija, tout en maintenant des liens avec ses parents par des visites régulières (médiatisées pour la maman).
- le service de psychiatrie adulte se consacrant à Madame E. en stabilisant sa pathologie psychiatrique et en la soutenant dans un projet de vie.
 - le service de pédopsychiatrie se consacrant à la relation de Bahija à ses parents, notamment avec sa maman, en travaillant autour de ce lien.

Il s'agit aussi de pouvoir se détacher de l'évaluation de cette relation mère-bébé pour qu'un lien de confiance puisse se créer, même si le placement et ses enjeux restent présents dans l'esprit de tous.

- Le service de l'A.S.E. reste à distance, bien que responsable de la mesure d'OPP et de l'IOE. Le service n'a rencontré Bahija et ses parents qu'une seule fois. Il semble néanmoins important que le service de l'A.S.E. soit aussi un partenaire dans cette situation. Un suivi éducatif sera effectivement maintenu si Bahija est confiée à son père, afin de vérifier le maintien des liens avec sa mère, et si le placement se poursuit, il est de leur ressort de chercher un accueil familial thérapeutique pour Bahija, qui puisse ne pas mettre en péril le lien d'attachement de Bahija avec ses parents, ainsi que le travail thérapeutique mis en place autour de leur relation. L'équipe de l'unité de prévention, comme les parents de Bahija, souhaitent en effet poursuivre leur travail ensemble.

Notons enfin l'importance des réunions de synthèse, tant avec la pouponnière qu'avec les référents de l'A.S.E., nécessaires à la compréhension de la situation, à la coordination du travail de chacun, et à l'élaboration d'un projet cohérent pour Bahija et ses parents.

QUATRIEME PARTIE

LA PLACE DU PSYCHIATRE DANS LE DISPOSITIF DE PROTECTION DE L'ENFANCE

Il s'agit maintenant de s'interroger sur la place du psychiatre dans la prise en charge des enfants relevant des dispositifs de protection de l'enfance.

235 239 enfants sont concernés par ces dispositifs en 2004. Parmi eux, 120 580 enfants sont placés, confiés à une institution ou à une famille d'accueil (ONED 2005).

Ces enfants peuvent représenter une part non négligeable de l'activité d'un service de pédopsychiatrie d'intersecteur. Dans notre unité d'urgence, ces enfants représentent 39 % des patients hospitalisés, dont 20 % sont des enfants placés (année 2004).

Même si l'activité de notre unité d'hospitalisation n'est pas représentative de tous les services de pédopsychiatrie, certains services refusent en effet d'hospitaliser des enfants placés à l'ASE, les liens entre services pédopsychiatriques et dispositif de protection de l'enfance paraissent tout aussi inévitables que souhaitables. Inévitables car nous nous occupons de la même population, les enfants. Souhaitables car on ne peut envisager une protection de l'enfant si on ne lui propose pas des soins éducatifs associés à des soins psychologiques lorsqu'ils sont nécessaires. La protection de l'enfant est un devoir pour tous, et le psychiatre doit participer à cette protection (12 signalements ont ainsi été réalisés en un an dans notre unité).

La pathologie de ces enfants est très variée, nous avons pu en appréhender la complexité dans la première partie.

Les cas cliniques présentés montrent l'intérêt et la difficulté de prendre en charge ces enfants dans une réflexion globale et pluridisciplinaire. C'est sur ces cas que je m'appuierai pour discuter de la place du psychiatre dans cette prise en charge.

Cette place peut se penser comme une action médiate à deux niveaux :

- au niveau psychopathologique d'une part, auprès de l'enfant et de sa famille

- au niveau institutionnel d'autre part, auprès des différents intervenants et institutions de la protection de l'enfance.

1. La place du psychiatre auprès de l'enfant et de sa famille

L'intervention du psychiatre dans le développement de l'enfant apparaît encore comme superflue ou même comme un risque dans bien des milieux ou des institutions. Elle devrait se limiter pour certains au cas de folie déclarée comme si, dès lors, le psychiatre cessait d'être inquiétant ou ne pouvait pas l'être plus que celui qu'on lui confie (Visier 1998).

On a vu pourtant dans la première partie la gravité potentielle des troubles que peuvent présenter ces enfants, et les cas de Virginie, d'Amina, de Soria posent la question de leur réversibilité.

Soulé (1999) indique dès les années soixante dix le rôle du psychiatre dans la prévention et la sauvegarde de l'hygiène mentale de ces enfants. Il souligne aussi leur délaissement par le psychiatre d'enfants, qui s'identifie plus aisément à ceux qui sont investis par leurs parents, et préfère la garantie d'une certaine stabilité pour que les prises en charge puissent s'accomplir.

1.1 Auprès de l'enfant : la nécessité de soins psychologiques

A moins d'être porteur d'une maladie physique ou mentale, l'enfant placé est un enfant normal. Au nom de cette normalité, il est habituellement considéré comme n'ayant pas besoin de traitement particulier, puisque ce serait laisser entendre qu'il est malade. Or il faut tenir compte que la majorité de ces enfants est privée de l'étayage du Moi parental. Toute leur énergie psychique est absorbée par la nécessité interne de se protéger contre les angoisses qui sont liées à leur situation affective au sein de leur propre famille et à la séparation. Cette nécessité détourne leur activité psychique de ses autres tâches, celles de l'intégration des pulsions, des acquisitions liées au développement et celles d'adaptation au monde extérieur. De plus, les processus psychiques auxquels ils ont recours sont souvent précaires, en raison de leur immaturité, et sont limités par les possibilités plus ou moins bonnes dont leurs parents les ont dotés jusque-là. Toutes ces conditions constituent un handicap grave (David 2004). Lorsqu'il n'est pas associé à un état psychopathologique manifeste (partie 1, chapitre 2), ce handicap est invisible car souvent banalisé ou minimisé, mais il finit toujours par éclater, tôt ou tard.

Pour ces raisons, un placement n'est pas thérapeutique en soi. C'est l'accompagnement thérapeutique de l'enfant dans ce placement qui lui permettra de réaménager ses positions à l'égard de ses parents et de se développer.

« Tout placement qu'il soit social, médico-social, socio-éducatif, judiciaire, psychiatrique ou autre a besoin d'une assistance psychothérapeutique, qui relève de la discipline pédopsychiatrique ». (David 2004)

M. David (2004) envisage cet accompagnement dans le cadre d'un placement familial doté d'une équipe pluridisciplinaire, composée d'un pédopsychiatre, de psychologues, d'infirmiers psychiatriques, d'éducateurs, d'assistants sociaux. Dans ce cadre, l'accompagnement repose sur la présence d'un travailleur psycho-socio-éducatif (d'obédience diverse), qui propose un lien signifiant, dans la continuité et dans la durée, à l'enfant. Tout le matériel apporté par cet accompagnement est régulièrement repris en consultation avec le pédopsychiatre qui rencontre l'enfant, ses parents, et sa famille d'accueil. Les objectifs de cet accompagnement sont d'assurer la stabilité du placement en évitant les ruptures (mais pas les changements), de réguler les contacts entre parents et enfants, et de soutenir l'enfant dans son développement et dans l'aménagement de ses relations affectives et à son environnement.

De nombreux services pédopsychiatriques disposent d'un placement familial de ce type, dit thérapeutique ou spécialisé. Mais tous les services de placement (familiaux ou institutionnels) ne disposent pas d'une telle équipe pluridisciplinaire, aucune réglementation ne fixant la composition de ces équipes (partie 1, chapitre 1).

Berger (1999) a mis en place, dans son intersecteur pédopsychiatrique, un dispositif d'écoute individuelle de l'enfant dans le cadre d'une prise en charge en hôpital de jour.

Il indique lui aussi que ce travail devrait être systématiquement réalisé pour tout enfant en institution, en placement familial, ou ayant un suivi éducatif, appelant une réforme plus approfondie de ces placements. Si en effet, de plus en plus de psychologues sont présents au sein de l'A.S.E., de ses foyers, des associations s'occupant de placement familial, leurs tâches sont trop nombreuses et leur marge d'action trop limitée pour avoir le sens d'accompagnement thérapeutique que leur donne M. David ou Berger.

Un suivi médico-psychologique dans le cadre de l'intersecteur peut ainsi être proposé :

- dans le cas de troubles déjà présents de l'enfant lorsque celui-ci est suivi dans le cadre d'un placement familial thérapeutique ou d'une institution disposant d'une équipe pluridisciplinaire (c'est le cas de Virginie) ;

- dans le cadre de la prévention et du traitement lorsque le placement familial ou l'institution n'ont pas ce dispositif d'accompagnement thérapeutique (c'est le cas de Soria, de Jérôme, d'Amina, de Bahija).

Nous allons étudier les objectifs et les obstacles de ce suivi médico-psychologique, puis illustrer les modalités des soins qui peuvent être proposés en s'appuyant sur les cas cliniques.

Ce suivi, pour être cohérent, devrait se faire en partenariat avec l'adulte référent de l'enfant, et en collaboration avec tous les intervenants auprès de l'enfant. Nous étudierons ce partenariat dans la deuxième partie de cette discussion.

1.1.1 Les objectifs

Il s'agit de fournir à l'enfant des moyens d'élaborer l'ensemble des problèmes intérieurs que lui pose sa relation à ses parents et son placement. Le but est ainsi de lutter contre les effets de sidération et de déformation des imagos parentales que le placement provoque, pour permettre la poursuite de l'élaboration des relations préobjectales et objectales et des angoisses primaires qui lui sont associées (David 2004).

C'est donc lui proposer un lieu d'écoute adapté, l'aider dans ses tentatives de représentation, l'accompagner dans ses mouvements affectifs, lutter contre les forces qui le poussent en miroir à se faire rejeter et qui ancrent en lui une mauvaise image de lui-même (Berger 1999).

C'est l'aider dans un travail de séparation et d'autonomie qui vise à introduire l'accès au tiers et donc au symbolique (Peille 2005).

Si c'est bien d'un travail psychothérapeutique dont il s'agit, les modalités sont rarement celles d'une psychothérapie individuelle d'emblée. Dans son ouvrage *Les enfants de l'abandon, traumatisme et déchirures narcissiques*, F. Gaspari-Carrière (1989) montre, avec une réflexion analytique, la complexité d'un tel travail, souvent mis en échec par les approches psychothérapeutiques traditionnelles. Elle définit trois temps dans la psychothérapie de ces enfants :

- le temps du vide, où l'enfant refuse de s'engager, pris entre l'inquiétude d'être aimé ou de déplaire, où il vérifie le caractère inconditionnel de la présence du thérapeute. Celui-ci doit limiter ses interventions et contenir la présence de l'enfant devant laquelle il est difficile de maintenir l'altérité. Elle évalue la durée de ce premier temps à neuf mois en moyenne.

- le temps du faire, où l'enfant investit la séance en quête d'une prise en charge maternante, dans une régression infantilisante avec des activités répétitives et stéréotypées. Le thérapeute est tiré de l'assoupissement qui prévalait dans la première phase vers un sentiment d'agacement. Ce temps est un temps de mise à l'épreuve, de faire et de prouver, où l'enfant continue à se refuser à tout processus de symbolisation. Le transfert jusque là narcissique devient objectal.

Puis vient le temps de la cassure qui tente de se rejouer dans le réel, caractérisée par des passages à l'acte de l'enfant, du thérapeute ou de l'équipe éducative, comme si l'enfant s'efforçait de vérifier si l'Autre est en mesure de tolérer la dépression, de la dépasser, d'y survivre, avant d'y passer lui-même.

- le temps du dire enfin, où l'enfant peut aborder et métaboliser son histoire, en démasquant les illusions qui l'empêchaient de vivre jusque là, dont les thèmes oedipiens font partie. L'auteur insiste sur le fait que ces enfants ne pourront se construire que sur le constat décisif de leur abandon ou de l'insuffisance familiale, sur laquelle ils devront se convaincre qu'ils n'auront jamais, pas plus que nous, le moindre pouvoir de métamorphose. Elle ajoute (*ibid*) que « *tant que l'enfant abandonnique n'aura pas le moyen de verbaliser quelque chose de son abandon, d'historiciser son drame narcissique et symbolique, de faire le deuil de cette illusion fondamentale de retrouver ses parents réels et imaginaires dans une harmonie tant désirée, tant qu'il n'aura pas traversé l'état dépressif que cette découverte entraîne, les investissements de natures diverses, affectifs, scolaires et sociaux, resteront lourdement entravés, voire impossibles.* »

1.1.2 Les obstacles

Aussi nécessaire que soit ce traitement, sa mise en place se heurte à bien des obstacles.

Tout d'abord, sa nécessité n'est pas reconnue par l'ensemble des professionnels, qui peuvent n'être ni orientés ni formés dans ce sens. Ces enfants arrivent ainsi souvent trop tard dans le processus de soins (c'est le cas d'Amina).

Un autre obstacle à ce suivi est la discontinuité engendrée par les fréquents changements de lieux de placement, dont certains peuvent être très éloignés. Cela vient confirmer encore le manque de reconnaissance pour l'intérêt de ce travail.

Ensuite, il y a l'absence de demande de l'enfant, de ses parents, souvent relayée par sa famille d'accueil qui tend à faire alliance avec la résistance de l'enfant.

Cette dernière est considérable (David 2004). Si les enfants carencés se laissent séduire facilement au début, ils font vite obstacle à tout engagement plus profond, opposant aux tentatives psychothérapiques leur silence, leur agitation, leur absence de pensée, de souvenirs.

Le mode de fonctionnement prédominant prégénital et préverbal de ces enfants pose des problèmes thérapeutiques difficiles à résoudre. L'enfant a en effet tendance à s'exprimer au travers de réponses motrices, soit dans le sens de l'inhibition, d'un écrasement dans l'immobilité, soit dans une hyperactivité dispersée ne débouchant sur aucun jeu constitué. La parole est souvent bannie, celle de l'enfant, celle du consultant aussi, comme si elle était dangereuse (Gaspari-Carrière 1989, David 2004).

Les agis de l'enfant poussent ceux qui s'occupent de lui à agir en retour, et le psychiatre doit résister à cette sollicitation pour se situer en témoin écoutant et cherchant le sens de ses agis, en faisant des liens entre ses agis et ses ressentis. Là encore est l'importance d'un travail pluridisciplinaire, où le référent de l'enfant peut accompagner l'enfant dans ces situations, qui en poursuivra l'élaboration lors des consultations.

L'enfant craint et redoute le pouvoir du médecin, qu'il pense sans limite. Que le médecin ait participé ou non à la décision de son placement, parce qu'il communique avec les différents intervenants auprès de lui, l'enfant pense souvent le médecin comme le décideur de son sort. Ce pouvoir que l'enfant prête au médecin est en rapport avec sa position de toute-puissance/impuissance à l'égard des imagos parentales, telles qu'elles se sont développées au cours du processus de séparation-individuation, et qu'il projette sur le médecin (David 2004).

Soulignons enfin que ces enfants sont souvent en difficulté dans une relation duelle de type psychothérapique (de même dans l'introduction d'une orthophonie ou d'une aide pédagogique) (Gaspari-Carrière 1989, David 2004). Il semble que, dans cette situation, ils sont comme paralysés et restent sidérés par leurs réactions transférentielles massives liées aux positions angoissantes d'attachement primaire. L'enfant se ferme, reste inhibé ou agité, ou cherche à réaliser avec son thérapeute son besoin de relation fusionnelle à « *une mère totalement bonne* ».

On peut alors proposer une co-consultation avec un éducateur ou un infirmier. Des activités en petits groupes peuvent également être intéressantes à mettre en place.

Enfin, le cadre de l'hospitalisation peut aussi proposer un espace tiers pour l'enfant et sa famille, en dehors de son lieu de placement, qui peut aider à l'élaboration des conflits et à leur dénouement, en évitant les ruptures. Cela peut aussi permettre de réfléchir à un projet cohérent pour l'enfant à l'issue de la crise. Ces enfants bénéficient beaucoup du milieu contenant et de l'écoute, des soignants comme des médecins, qu'on leur propose.

1.1.3 Illustrations cliniques

La nécessité et la difficulté de travailler autour de ces différents processus se retrouve chez les enfants présentés en cas clinique :

Jérôme nous montre l'importance de ses angoisses de perte et d'abandon. Ces angoisses correspondent au manque voire à la perte de l'objet incomplètement intériorisé, d'une perte de lui-même dans la mesure où son parent fait encore partie de lui, ce qui lui reste de lui-même étant vécu comme la partie mauvaise et rejetée. La séparation avec ses parents lui fait envisager leur défaillance dans un cortège de symptômes défensifs, marqués par l'agitation et l'agressivité, insuffisants pour éviter l'amorce d'un mouvement dépressif.

Les entretiens avec Jérôme ont peu d'intérêt pour lui. Bien que prenant plaisir à l'attention qui lui est portée, il est à peine entré dans le bureau qu'il veut déjà en sortir. Il refuse le jeu comme le fait d'aborder son histoire ou ses ressentis.

Ce dont Jérôme semble avoir besoin à ce moment, c'est plutôt d'une contenance, tant physique pour le limiter dans son agitation sans objet, que psychique pour lui permettre de (re)trouver un sentiment de sécurité interne, cela pour pouvoir préparer un changement de lieu de vie. Les aspects positifs sont que ce nouveau lieu de vie lui offrira un milieu contenant tout en lui proposant un lien privilégié avec un adulte. Les aspects négatifs sont que ce lieu de vie se trouve en province. Il rendra donc plus compliqué le maintien des liens avec ses parents. Il entraînera aussi une interruption de son suivi médico-psychologique, dont on voit pourtant la nécessité chez cet enfant au sentiment de sécurité et aux apprentissages bien fragiles.

Pour Amina, on retrouve la blessure narcissique engendrée par la séparation, vécue comme un rejet, où l'appréhension d'être mauvaise est confirmée par ses conduites ultérieures. « Je suis 100 % négative » nous dit-elle. Il s'agit là de briser « *l'écueil de l'intéraction sadomasochique* » (Delaporte 1999), que lui renvoie la répétition des abandons qu'elle subit puis qu'elle induit. Pour pouvoir travailler avec elle sur cette image d'enfant mauvais mais aussi sur la question de sa filiation, Amina a besoin d'un accompagnement psychothérapique qui doit pouvoir s'appuyer sur la réalité, c'est-à-dire qu'il faut qu'un lieu d'accueil puisse se maintenir, et cela malgré ses passages à l'acte, ce qui n'a pas été le cas jusqu'à présent.

Pour Soria, il est nécessaire de travailler autour des clivages qui s'opèrent, entre une mère d'accueil idéalisée et une mère d'origine mauvaise, clivage qui bascule un peu plus tard, lorsqu'elle est sur le point de s'abandonner au désir de se faire adopter par sa mère d'accueil. De là, elle pourra aménager la part de désir et de haine qui entre dans sa relation à ses parents défaillants et absents. Le cas de Soria illustre aussi la façon dont l'enfant amène dans sa relation à sa famille d'accueil les éléments fascinants mais invivables de sa relation primordiale, et comment Madame R. s'y laisse entraîner. Le risque est alors d'entrer dans un cercle vicieux « si tu n'accèdes pas à ma demande de relation fusionnelle, je vais me suicider » qu'il faut pouvoir prendre en compte pour le briser avant que la rupture ne survienne.

Pour Virginie, les troubles sont déjà très structurés sur un fonctionnement de type limite. Un travail de séparation et d'autonomisation est nécessaire, d'autant qu'elle risque de devenir dépendante de l'institution. Travail de séparation pour réaliser la séparation symbolique, où chacun peut vivre pour son propre compte, sans être dépendant des systèmes projectifs des uns et des autres, renoncer aussi à être l'objet exclusif de l'autre et apprendre à vivre pour soi. Travail d'éloignement, de renoncement et de deuil aussi, deuil d'une mère « *suffisamment bonne* » qui l'aimerait pour ce qu'elle est, mais auprès de qui elle espère toujours trouver un amour idéalisé (sa façon d'être malade n'est-elle pas là aussi pour appeler la présence de sa mère tout en s'en protégeant ?). Il lui faut en effet renoncer à quelqu'un qui demeure potentiellement accessible, et cela est parfois plus difficile que de s'accoutumer à la mort d'un être aimé.

On voit aussi les systèmes de clivage qui s'opèrent entre une Virginie mauvaise, violente et insultante, et une Virginie plus paisible mais sans pensées possibles.

En ce qui concerne Bahija, il s'agit d'un travail de prévention et c'est sans doute celui qui pourra le mieux fonctionner dans la mesure où ses troubles ne sont pas encore fixés. C'est la nécessité de l'aider à s'appuyer sur les parties saines de sa mère psychotique pour pouvoir se développer, tout en se protégeant de ses projections pathologiques.

Chaque crise qui n'aboutit pas à la rupture est un pas de plus dans ce travail, puisque l'enfant fait l'apprentissage que les choses peuvent se « *maintenir* » (dans le sens du *holding*), face à ses pulsions destructrices, et qu'il peut être autre qu'un mauvais objet.

Ce travail thérapeutique que l'enfant a à faire est rendu possible par la séparation, est soutenu par sa famille d'accueil ou l'institution qui l'accueille, et doit être lié, mis en pensée dans le cadre d'un suivi médico-psychologique.

1.2 Le psychiatre auprès des parents

Le suivi de l'enfant s'accompagne nécessairement d'un travail auprès de ses parents.

Prendre en compte les parents, c'est d'abord reconnaître leur importance pour l'enfant, que celui-ci les idéalise ou les rejette.

Ce travail avec les parents consiste à rechercher avec eux dans quelle mesure et dans quelles conditions ils peuvent, à travers la situation de placement, soit se maintenir comme parents en développant ou en améliorant leur capacité à exercer leur parentalité, soit à y renoncer. Ils doivent accepter, dans un cas comme dans l'autre, que d'autres assurent à leur place, provisoirement ou définitivement, les soins de leur enfant.

Simultanément, ces parents ont intensément besoin d'être aidés. Quel que soit le contexte psychopathologique du placement, il constitue toujours, qu'il soit souhaité ou imposé, une blessure narcissique. Il réactive les angoisses infantiles liées au désir et aux craintes, aux droits et aux interdits, de femme et de mère, d'homme et de père, comme leurs propres parents. Ils vivent le placement comme une désappropriation bouleversante, une confirmation de leur incapacité à être parents, une histoire qui se répète (Fraiberg 1983).

Chez ces parents, les mouvements d'abandon alternent avec des tentatives ambivalentes de réappropriation, qu'il faut arriver à contenir tout en les comprenant. Leurs manifestations d'indisponibilité témoignent aussi de leur difficulté d'être parents dans la situation de placement. Nombreux sont les rendez-vous annulés, manqués ou reportés, ou bien les visites imprévues où le parent fait des promesses qu'il ne tient jamais.

Travailler avec eux est alors indispensable pour assurer la stabilité du placement, tant leurs réactions peuvent compromettre la sécurité de l'enfant, sa capacité à bénéficier de soins et mettre en échec l'efficacité et la continuité du placement.

Ce travail est possible si l'on reconnaît la souffrance de ces parents. On sait comment, dans la pratique, on tend souvent à défendre la souffrance de l'enfant contre celle de ses parents, à faire de l'un la victime, de l'autre le coupable.
C'est en se mettant à l'écoute de cette souffrance que leur inflige l'enfant, des mouvements d'angoisse, de colère, de frustration qu'il soulève en eux que l'on peut amorcer un travail à propos de leur vécu de désir et de rejet à son égard.
Un pas est franchi lorsque ces parents peuvent sentir vraiment que le placement est destiné non à sanctionner leur incapacité ou leur inconduite, à leur soustraire leur enfant ou à le leur imposer, mais à chercher un certain plaisir mutuel à se retrouver.

Ces parents doivent faire, comme leur enfant, un travail de séparation, et vont élaborer des processus de défense pour faire face à cette souffrance. Très fréquemment, l'enfant séparé d'eux redevient l'enfant imaginaire idéalisé, ou bien dans un autre processus, il existera de moins en moins pour ses parents, qui vont le délaisser. Ces mécanismes sont en quelque sorte un déni de la séparation, qu'il faudra savoir reconnaître.

Dans une relation de confiance qui s'instaure, les parents pourront progressivement aborder leur propre histoire, parfois demander de l'aide pour eux-mêmes. A l'inverse la stagnation ou l'aggravation de la situation indique la nécessité de se pencher sur un deuil qui se fait mal.

Le placement est ainsi à envisager à la fois comme un outil de distanciation et de maintien du lien. Ce maintien du lien est important car il concourt au traitement des angoisses de perte et d'abandon, en faisant éprouver à chacun que leurs pulsions agressives ne détruisent ni ne font disparaître l'autre. Il maintient aussi dans la réalité l'image de l'autre (l'enfant réel, le parent réel), et permet de lutter contre l'idéalisation, la « diabolisation », ou les effets de flou ou de confusion liés au refoulement. Soulignons que ce maintien du lien est un droit et non une obligation, et qu'il peut être, dans certains cas, contre-indiqué.

Les consultations avec les parents et l'enfant permettent d'observer la relation parent-enfant et de comprendre les processus psychiques en jeu. Elles constituent un matériel important que l'on peut reprendre ensuite avec l'enfant pour l'aider à réaménager ses positions à ses parents.

M. Berger (2004) indique que la présence d'un psychiatre ou d'un psychologue est souhaitable lorsque les visites sont médiatisées. L'éducatrice ou l'infirmier intervient ainsi comme un tiers qui protège la vie psychique de l'enfant. Le psychiatre ou le psychologue est un deuxième tiers, entre la relation éducatrice-enfant et les parents.

Les consultations avec les parents de Bahija sont une illustration de ce travail. On évalue ainsi ce qui est en jeu entre Madame E. et son bébé, la façon dont Bahija réagit aux sollicitations de sa maman, sous la protection de l'éducatrice et du médecin qui amortissent l'intensité des mouvements de chacun. Il s'agit aussi de soutenir Madame E. dans sa parentalité malgré le placement de son enfant, sans préjuger de l'issue de celui-ci.

De même, les rencontres avec la maman de Virginie nous ont permis d'appréhender la violence de ses angoisses face à sa fille. En reconnaissant la souffrance de cette maman, on a pu maintenir ses visites, qui, bien qu'irrégulières et douloureuses pour toutes deux, permettront peut-être à Virginie de prendre conscience et d'accepter l'insuffisance de sa mère.

Il nous a été plus difficile de protéger Amina des mouvements de rejet et de réappropriation de sa maman, comme de travailler avec cette maman, qui disait mal comprendre le français et avoir des difficultés à se déplacer du fait de son âge avancé.

Les consultations avec les parents de Jérôme nous ont permis d'appréhender le fonctionnement du couple et la place que Jérôme a pour eux. Pour Jérôme il s'agit de comprendre que ses parents n'ont pas « changé » et qu'il faut qu'ils continuent de se soigner l'un et l'autre, qu'ils peuvent être là aussi avant son départ en province.

Pour Soria enfin, c'est l'ASE qui a fait ce travail de lien, les visites parents-enfants ayant été suspendues par le juge.

Ces situations nous laissent rarement indifférents. J'ai pour ma part fréquemment ressenti un sentiment d'impuissance dans la prise en charge de ces enfants, avec l'impression que les événements se répètent, comme s'est répétée l'histoire de leurs parents.

Cette complexité a trait tout autant à leur psychopathologie, qu'à la difficulté de travailler en partenariat avec les autres intervenants.

J.C. Delaporte (1999) indique qu'« *il s'agit d'être « des parents suffisamment bons ». Mais on sait comment la marge est étroite entre la sublimation et la formation réactionnelle, l'amour et la haine, le désir d'aider et le besoin de maîtriser, voire de dominer, et combien tous ces mouvements chez chacun de nous, loin de s'exclure, s'associent dans des proportions variables. ».*

2. La place du psychiatre dans le dispositif de protection de l'enfance

On a vu l'absolue nécessité des soins psychiques pour les enfants relevant du dispositif de protection de l'enfance, et notamment pour les enfants placés. On a vu aussi la complexité du travail thérapeutique à engager auprès d'eux, pour qu'ils puissent devenir un jour autonomes. Mais on ne peut pas proposer « *de soins psychiques sans étayage préalable sur la réalité* » (Berger, 1992). La réalité qu'il faut prendre en compte, c'est celle que vit quotidiennement l'enfant dans sa famille, dans son institution, dans sa famille d'accueil. C'est aussi toutes les personnes qui sont impliquées dans sa prise en charge, qui prennent des décisions pour lui, éducateurs, assistants sociaux, psychologues, et qui appartiennent souvent à des institutions différentes.

La psychiatrie a besoin, pour être opératoire, de s'intégrer dans le fonctionnement global du dispositif de protection de l'enfance, c'est-à-dire que le psychiatre doit être le partenaire des différents intervenants auprès de l'enfant. Or ce partenariat, que l'on pourrait qualifier comme « *la réunion volontaire d'acteurs et d'institutions qui souhaitent atteindre un même objectif, avec des stratégies et des moyens mis en communs* » (Gabel 1998), qu'il inclut la psychiatrie ou non, n'a en fait rien d'évident ni de simple en ce qui concerne le dispositif de protection de l'enfance. De ce difficile, voire impossible partenariat, peut se répéter la maltraitance qu'a subie l'enfant, qui devient alors une maltraitance institutionnelle, au point que certains ont décrit le concept de « *bientraitance* », concept qui « *se teinte à la fois d'évidence et d'insaisissabilité*» (Golse 2005). Il y a pourtant bien des objectifs et des moyens à mettre en commun, où le psychiatre a son rôle à jouer, pour repérer, traiter et éviter que se répète cette maltraitance.

2.1 Les obstacles au partenariat, une maltraitance institutionnelle ?

Le dispositif de protection de l'enfance peut être considéré comme un « *système* », c'est-à-dire « *un ensemble d'éléments en interaction, organisé en fonction de l'environnement, de ses finalités, et évoluant dans le temps* » (Ausloos 1995). Il peut aussi être considéré avec M. Manciaux comme un orchestre qui suivrait sa partition, pour le plaisir de tous, musiciens et public. Il devrait alors idéalement avoir un chef, quand bien même tel soliste serait au premier plan alors que plus tard, l'ensemble des musiciens se réunit en donnant le meilleur d'eux-mêmes. Mais si la protection de l'enfance en danger est bien un « *système* » en interaction, si elle peut être aussi un orchestre, le chef en est souvent absent et le produit souvent cacophonique.

La diversité des intervenants, donc des formations et des pratiques, n'a pas permis d'établir un consensus autour des prises en charge, c'est-à-dire un corpus théorique clinique et pratique, fondé sur l'expérience, sur lequel on peut s'appuyer. Cette absence de consensus n'est pas compensée, à ce jour, par des évaluations continues des actions. Le manque d'unanimité dans l'action et l'évaluation rend tout partenariat difficile et est au cœur de ce qui peut être une violence indirecte d'origine institutionnelle (Gabel 1998). La maltraitance institutionnelle dépendra à la fois des caractéristiques psychologiques de ceux qui la révèlent, du contexte social et culturel où elle s'observe, de la culture scientifique du moment et des comportements des différents professionnels qu'idéologie et modes induisent, souvent à leur insu. De plus, tout ce qui met en cause les enfants passionne et divise l'opinion, crée un climat émotionnel qui bloque toute délibération et radicalise les points de vue.

Cette absence de consensus tient tant à la diversité des professionnels, qu'à celle des institutions et à l'objet qui est traité : la maltraitance.

2.1.1 Les professionnels et les institutions

Les professionnels qui interviennent en même temps ou successivement dans la maltraitance sont nombreux. Ils sont formés dans des écoles de pensée différentes qui introduisent d'emblée des divergences d'approche : psychologique, sociologique, juridique, administrative. Cette formation initiale, comme les formations ultérieures qui viennent modifier leurs références théoriques, ne leur fait pas concevoir leur rôle de la même façon. De même cette formation n'intègre pas le plus souvent de formation au travail pluridisciplinaire.

Ces professionnels peuvent répondre à des logiques différentes : éducative, thérapeutique, administrative, judiciaire, qui peuvent parfois s'opposer. Chaque équipe s'identifiant à l'une de ces logiques, peut arriver au déni de la position de l'autre.

Leur langage entretient l'incompréhension, il est un autre frein à un partenariat harmonieux et utile quand il est technique et à visée défensive.

La question de statut peut aussi conduire à une crispation et à des conflits, entre des professionnels socialement plus valorisés que d'autres. Il peut exister un glissement des rôles, source de dysfonctionnement, quand par exemple le juge s'écarte de sa fonction de dire la loi en dérivant vers le social ou le psy, quand le psychiatre évaluant la nécessité de séparer un enfant de sa mère devient juge, quand le médecin de PMI, du fait du champ de ses interventions, devient plus un travailleur social qu'un médecin de santé publique chargé de la prévention. Les emprunts de langage dans le champ de compétence des autres, le flou dans les définitions, invitent plus qu'il n'y parait à la confusion des rôles (Gabel 1998).

Le professionnel est aussi fait de savoirs et de croyances. Ces croyances, ancrées en nous et à notre insu, deviennent des vérités qui entrent en conflit avec le savoir théorique, cela d'autant plus que ces croyances sont différentes pour chacun.

L'engagement professionnel répond entre autre à la nécessité de fonder sa propre estime à partir de son aptitude à aider et à soigner les autres. La mise en jeu de ce besoin réparateur dépend tout autant de l'exigence identitaire du professionnel que de son histoire personnelle. C'est de là souvent, associée à un sentiment de toute-puissance, que vient l'illusion d'y arriver seul, sur son propre territoire, avec la conviction de résoudre les problèmes bien que les collègues aient échoué dans cette entreprise.

La maltraitance produit aussi des mouvements émotionnels sur les professionnels. Tant par le jeu des identifications, à l'enfant qui souffre ou à ses parents que l'on destitue, que par les échos que certaines situations ont sur notre propre histoire, ces enfants nous divisent et cela peut aboutir à des décisions préjudiciables.

A la diversité des professionnels correspond une multiplicité d'institutions (PMI, service de l'ASE, service social de secteur, service de l'AEMO, internats, foyers de l'enfance, hôpitaux, dispensaires du secteur de psychiatrie adulte, dispensaires de l'intersecteur de pédopsychiatrie etc.).

L'organisation autocentrée de chaque institution, à laquelle se rallient tous ses membres, comporte le risque qu'un seul point de vue l'emporte en éliminant celui des autres institutions.

Elle peut être elle-même impliquée dans des conflits qui lui sont propres. Chaque institution a aussi sa propre résistance au changement, qui renvoie à un sentiment identitaire (« on a toujours travaillé comme ça »). Que dire encore de la rotation rapide des intervenants, qui nuit à la continuité et à la cohérence de l'action (un juge change de juridiction tous les deux ans et demi en moyenne, Grevot 1996).

Mais au-delà de ces obstacles au partenariat, les professionnels, les institutions ne sont-ils pas pris eux-mêmes dans la spirale de la pathologie du lien des familles qu'ils ont en charge, qui de la famille entraîne les personnels puis les institutions dans des conflits incompréhensibles mais toujours passionnels ?

2.1.2 Maltraitance et répétition chez les professionnels

Il est un autre partenaire principal et central dans ce réseau : la famille maltraitante et l'enfant. C'est-à-dire la maltraitance. La relation singulière entre le professionnel et la maltraitance vient complexifier le tableau et gêner le partenariat entre les professionnels.

 L'alliance thérapeutique, avec les parents comme l'enfant, est difficile à obtenir. Les parents sont convaincus que les intervenants réitéreront leurs déceptions anciennes. Renoncer à leurs défenses équivaut bien souvent pour eux à se livrer pieds et poings liés au pouvoir totalitaire qu'ils transfèrent sur les intervenants. Aussi mobilisent-ils leurs défenses pour interdire aux intervenants de voir et de parler la violence et le désespoir qui la sous-tend. Ces intervenants sont alors témoins d'un désastre dont l'origine est interdite de connaissance. Ces attaques des perceptions et des représentations visent à occulter le désespoir et ses causes mais aussi à mettre à l'épreuve le professionnel. La répétition est alors une recherche inconsciente par laquelle le patient vérifie si ce qui lui a fait défaut ne manque pas au professionnel et peut être ainsi partagé et compris (Agostini 1996).

L'intervenant pourra-t-il comprendre la détresse infantile sous-jacente aux défenses, et supporter avec l'effondrement des défenses l'expression de cette détresse ? Pourra-t-il ne pas être envahi par la culpabilité d'avoir provoqué cette détresse et reconnaître les parties du sujet réprimées par la violence intra-familiale ? Si cette culpabilité envahit trop l'intervenant, elle risque de l'immobiliser dans une complicité inconsciente avec les parents, et de répéter ce qui s'est passé pour ces parents dans leur enfance, mêmes relations avec les intervenants, mêmes mesures, mêmes passages à l'acte.

La propre souffrance psychique latente du professionnel peut, dans le contexte de la maltraitance, être réveillée par les situations qu'il rencontre.

En l'absence de travail élaboratif, elle peut provoquer un durcissement défensif dommageable tant à son propre développement qu'à sa capacité de penser les situations prises en charge (Agostini 1996).

L'immobilisation psychique des intervenants a en grande partie son origine dans la crainte d'effondrer les défenses et d'être cause des pathologies qui sont alors déniées. Lorsque c'est le cas, les professionnels identifiés au même agresseur que leurs « clients » survivent comme ces derniers dans la « *crainte de l'effondrement* » (Winnicott 1975 b). Protéger un enfant en danger est en équation symbolique avec l'arracher à ses parents et provoquer un désastre. Les professionnels considèrent alors l'enfant comme ayant rendu son parent malade, en accord avec les modes de pensée de ses parents. Le placement est alors réalisé dans l'urgence, la non-pensée, l'absence de préparation. Des placements qui perdent leur sens, passages à l'acte en miroir des passages à l'acte des familles traumatiques.

L'habituation à la violence des familles constitue une menace réelle pour les professionnels qui, chose fréquente, travaillent isolés sans l'apport de groupes de travail. Certains affrontent ainsi des « situations extrêmes » sans sourciller, mais au prix d'un évincement de l'affect et de sa représentation, dont le corollaire est la minimisation ou la normalisation des dangers dans la réalité externe. Cela confirme aux parents que l'enfant actuel comme celui de leur passé ne peut être secouru. Bien que ces parents s'épuisent à induire chez l'intervenant un interdit de savoir la détresse infantile, une « partie saine », un appétit de vérité attendent toujours d'être reconnus (Agostini 1996).

Les institutions peuvent elles-mêmes s'habituer aux pathologies dont elles s'occupent, et fonctionner sur le modèle des institutions familiales à l'origine des dites pathologies, comme s'il y avait transmission de la violence d'une institution à l'autre.

Les enfants et les adolescents, dont la parole n'a pas suffisamment été prise en compte s'effacent progressivement d'eux-mêmes jusqu'à disparaître, dans un effacement en miroir de celui des professionnels.

Il en est de même lorsque la rétraction des victimes soulage les professionnels.

La maltraitance confronte les professionnels aux limites de leur possible. Seuls avec des familles traumatiques ou dans des institutions trop identifiées aux pathologies, les intervenants « *ne peuvent qu'ériger des défenses qui confinent la pensée dans des positions idéologiques conservatrices des situations impossibles* » (Agostini 1996).

Les obstacles au partenariat sont donc nombreux. Ils tiennent à la diversité des intervenants, qui obéissent à des logiques parfois différentes, mais aussi à la maltraitance elle-même. A chaque nouvelle histoire familiale, chacun redécouvre tout. Et, pourtant, chacun sait intellectuellement le jeu des identifications, les émois que la maltraitance peut faire resurgir en nous. La capacité à ressentir la souffrance de l'enfant et de ses parents est à la fois richesse du professionnel dans son humanité, mais peut être également source de cécité, d'incapacité à analyser l'effet désorganisateur de la psychopathologie familiale sur le fonctionnement professionnel.

« *L'exigence de la pluridisciplinarité protège les professionnels du danger de porter seuls le poids de la prise en charge et évite les tentations de la toute-puissance. Elle postule que les compétences qui fondent la spécificité de chacun sont nécessairement limitées* » (René Clément 1996).

2.2 Réussir cependant ce partenariat : quelle place pour le psychiatre ?

Les théories du management distinguent quatre formes de stratégies : l'affrontement, l'évitement, le compromis et la coopération. Si l'on souhaite atteindre le stade recommandé, celui de la coopération, il conviendra de déterminer à la fois les alliances, les stratégies et les moyens. Le partenariat n'est pas seulement une rencontre organisée mais bien une stratégie.

Il s'agit donc d'abord de bien préciser les rôles, qui ne sont ni de se substituer à d'autres partenaires, ni de médicaliser des problèmes qui n'ont pas lieu de l'être ou d'en judiciariser d'autres. Chacun doit reconnaître la complémentarité du rôle de l'autre, ce qui implique une meilleure connaissance mutuelle des missions, des moyens et des limites de chacun. Ce partenariat devrait permettre la sortie de ce tout ou rien où l'on met en avant le tout social au détriment du psychologique, et inversement, l'intrapsychique au détriment du social comme s'il s'agissait de champs d'intervention qui s'excluaient.

Il faut aussi dans ce partenariat un tiers, une autorité garante, un « chef d'orchestre » qui dirige pour que la musique soit harmonieuse, pour rappeler les objectifs, soutenir et en même temps contrôler le travail réalisé. Ce tiers doit être situé en dehors de l'action pour avoir une certaine capacité de distanciation par rapport au travail des équipes. Toute la difficulté de ce travail sera de déterminer qui peut avoir ce rôle de tiers : juge, inspecteur de l'ASE par exemple.

Quel peut-être alors, dans le système de protection de l'enfance, le rôle du psychiatre ?

Si la famille d'accueil ou l'institution supplée « *les parents insuffisants* » en investissant l'enfant (sans prendre la place de ses parents) jour après jour, si l'éducateur peut être considéré comme le thérapeute « *du et dans le quotidien* » (Peille 2005), le psychiatre quant à lui s'occupe de ce qui est de l'ordre du fantasme et du symbolique. Il offre une connaissance clinique de l'enfant et de ses parents, il peut proposer un espace de pensée tant pour l'enfant que pour les équipes qui s'occupent de lui. Cela suppose que la psychiatrie évite de s'isoler dans ses capacités à comprendre seule les besoins de l'enfant, et qu'elle dispense plutôt un soutien aux intervenants en leur permettant d'élaborer leurs mouvements émotionnels et d'être ainsi plus adéquats.

La place du psychiatre dans le dispositif de protection de l'enfance s'envisage alors au sein d'une équipe pluridisciplinaire dans l'évaluation de l'enfant, dans les mesures qui sont prises pour le protéger (notamment la séparation), et dans la création d'un espace de pensée pour les intervenants.

2.2.1 L'évaluation : intérêt d'un travail pluridisciplinaire

La question de l'évaluation illustre la nécessité d'une réflexion pluridisciplinaire et la place du psychiatre dans ce dispositif d'évaluation.

Il s'agit d'apprécier si l'on est dans un contexte de difficultés éducatives parentales telles qu'elles nécessitent une séparation.

Poser l'indication d'une séparation d'un enfant avec ses parents est une décision lourde de conséquences. Le placement est toujours une violence infligée à l'enfant, à sa famille, à nous même. Les intervenants sont nécessairement pris entre l'identification à l'enfant qui souffre, et le sentiment de destituer ses parents, dans des dynamiques conflictuelles qui interviennent et interviendront dans le travail à faire avec l'enfant et sa famille et qu'il faut prendre en compte. L'attitude des intervenants repose sur les aménagements personnels qui marquent ou contre-investissent leur relation à leur imago parental. Soulignons que nos vocations de pédiatre et de psychiatre d'enfant, fort ambivalentes dans leurs identifications, d'une part à l'enfant victime de ses parents, d'autre part à une mère infiniment bonne et puissante, ne nous prédisposent pas à une plus grande lucidité dans ce domaine (Kreisler 1999).

Souvent l'urgence d'une circonstance déclenchante entraîne un placement en urgence et empêche d'évaluer la situation globale. C'est ainsi qu'on voit chez beaucoup d'enfants cette succession de placements dont chacun constitue une intervention ponctuelle, coupée de son contexte et réalisée parfois par une série d'intervenants et de services dans des lieux divers.

Or un placement doit être un processus et non un passage à l'acte, il doit être préparé afin d'anticiper la problématique qu'il va soulever et de pouvoir l'accompagner.

Le cas d'Amina peut illustrer ces éléments. La décision de son placement a été prise en urgence du fait de l'hospitalisation de sa mère pour des raisons médicales. C'est cette circonstance déclenchante qui a été mise en avant, occultant le contexte dans lequel ce placement se produisait. Une évaluation plus globale aurait en effet montré qu'une intolérance mutuelle était présente depuis longtemps entre mère et fille, que les troubles du comportement d'Amina, antérieurement signalés par l'école, pouvaient déjà témoigner d'une souffrance de l'enfant, que ce placement n'avait pas le sens qu'on lui donnait et n'en aurait probablement pas la durée. Cette anticipation aurait peut-être permis de proposer un lieu d'accueil et une prise en charge plus adaptés à Amina, d'éviter la succession de lieux de placement qui a suivi et l'aggravation de ses troubles.

Ainsi, chaque intervenant a, du fait de ses identifications et de sa place, une connaissance parcellaire de l'enfant et des difficultés de ses parents. Pour ces raisons, l'indication de placement doit être posée de manière pluridisciplinaire et l'évaluation doit reposer sur des critères les plus objectifs possibles. M. Berger (2004) propose ainsi des « jalons » pour évaluer la nécessité d'une séparation, concernant la structuration psychique des parents, la relation parent-enfant, et l'enfant.

Le placement est indiqué lorsque les parents sont dans l'incapacité actuelle d'entendre les besoins de leur enfant et d'y répondre « *de manière suffisamment bonne* », lorsque l'enfant souffre de ses conditions de vie (et le mieux est de ne pas attendre que ses troubles soient constitués), que la situation est profondément pathogène sans moyens pour la modifier.

On a vu dans la partie précédente comment pouvait s'exprimer la parentalité et ses défaillances, et la souffrance de ces enfants.

Cette évaluation nécessite une connaissance minimum de la pathologie psychiatrique de l'adulte et de l'enfant (Berger 2004). Ceci est particulièrement important en ce qui concerne les signes qui montrent les interactions dysfonctionnelles sur le bébé (évitement du regard, évitement du contact avec les objets, etc.)

Une illustration des identifications et de l'intérêt de la concertation peut être le cas de Bahija. Lorsque je l'ai rencontrée, l'indication de placement avait déjà été posée. J'ai été particulièrement touchée par la maman de Bahija, par la souffrance qu'elle exprimait par rapport au placement de sa fille et son incompréhension de la situation. Je pensais que l'on n'avait peut-être pas laissé sa chance à cette maman dans l'exercice et la pratique de sa parentalité. J'occultais ainsi les signes que pouvaient donner Bahija, que sa maman aussi était dans l'incapacité de percevoir, la tension, le refuge dans le sommeil, l'évitement relationnel du bébé. C'est en discutant de mon malaise face à cette maman avec le médecin et l'éducatrice, cette dernière étant plus identifiée à l'enfant, que j'ai pu avoir une compréhension plus globale de la situation. C'est parce qu'un échange a été possible avec la maternité, puis avec la pouponnière, que cette mesure de placement a pu être pensée, décidée, et réévaluée en fonction de ce que nous montrait Bahija. Peut-être que si j'avais été seule référente de cette situation, j'aurais insisté sur une prise en charge ambulatoire (alors que Madame E. avait refusé l'unité mère-bébé) et la poursuite de l'évaluation, sans demander de mesure de placement, en tardant à me rendre compte des signes exprimés par l'enfant.

Que l'enfant soit maintenu ou pas dans sa famille, l'évaluation des mesures prises pour lui doit se poursuivre. La poursuite de cette évaluation permettrait d'ajuster ce que montre l'enfant aux projets qui lui sont proposés. Berger (2004) propose quatre critères d'évaluation : le niveau cognitif (capacités d'apprentissage, qui dépendent du niveau intellectuel mais aussi de son envie d'apprendre, ce qui veut dire accepter une certaine dépendance), le niveau social (l'enfant peut s'insérer dans un groupe), le niveau affectif (l'enfant peut ne pas détruire l'autre et ne pas se laisser détruire par l'autre), le niveau familial (l'enfant peut profiter des aspects sains de ses parents sans être envahi par leur pathologie).

Cette évaluation est rarement faite en pratique, comme le montre le cas de Virginie, où il y a eu une mainlevée du placement sans évaluation ni avant ni après la décision du juge, comme le montre Jérôme qui a été « rendu » à ses parents comme cela avait été décidé au début de la mesure, sans tenir compte des signes qu'il montrait à l'approche d'un retour à domicile.

Ainsi on voit que le psychiatre, par sa connaissance de la psychopathologie de l'adulte et de l'enfant peut avoir sa place dans l'évaluation des enfants en danger. L'intersecteur de pédopsychiatrie peut participer à cette évaluation, dans le cadre de consultations ou d'une hospitalisation. Pour exemple, notre unité d'urgence a réalisé six demandes d'AEMO et posé l'indication de six placements en un an.

2.2.2 Le psychiatre : un espace de pensée pour les intervenants

Les mécanismes de défense, les contre-attitudes et le jeu des identifications, tous les mouvements émotionnels des différents intervenants impliqués dans la prise en charge d'un enfant maltraité demandent un encadrement institutionnel avec la contribution de psychologues et de psychiatres.

Au mieux cet encadrement peut prendre la forme d'une « supervision », réalisée par un psychologue ou un psychiatre extérieur à l'institution et à la prise en charge de l'enfant.

Il peut aussi être assuré par le psychologue ou le psychiatre de l'institution (ASE y compris). Il devrait alors être inscrit auprès des équipes comme l'une des missions de celui-ci, ce qui est rarement le cas actuellement. Soulignons là l'intérêt de sensibiliser les équipes à la nécessité d'un tel encadrement, et d'accepter de dégager du temps à des intervenants souvent écrasés par les missions qu'ils ont à accomplir (mais justement dans un souci d'une amélioration de leur efficacité).

Le soutien à l'élaboration de ces mouvements émotionnels peut aussi s'envisager (et cela peut être complémentaire de l'encadrement proposé aux équipes par leur institution) dans le cadre de leur collaboration avec l'intersecteur pédopsychiatrique.

Cela me semble possible, à partir du moment où nous travaillons nous-mêmes de manière pluridisciplinaire, avec des soignants plus impliqués que d'autres dans la prise en charge de l'enfant.

Le cas d'Amina montre la difficulté de réaliser ce travail, puisqu'on peut voir que nous avons été nous-mêmes pris dans l'urgence de sa situation et dans le passage à l'acte. Nous avons été dans l'impossibilité de proposer un espace de pensée pour la prise en charge de cet enfant.

Or notre rôle aurait pu s'envisager comme un soutien à son éducateur pour qu'il s'implique plus dans la prise en charge d'Amina (cela veut dire insister pour le rencontrer régulièrement). Peut être que si nous avions pu penser ce qui était en jeu sur le plan psychopathologique pour cet enfant, reconnu l'épuisement de son référent alors qu'il était jusqu'à présent seul dans cette situation, nous aurions pu avancer sur un projet cohérent pour

Amina : un lieu d'accueil qui puisse l'accueillir dans la durée malgré ses passages à l'acte.

C'est ce qui se passe pour Virginie, pour qui le foyer qui l'accueille se maintient dans la prise en charge malgré la gravité de ses troubles. Notons que ce foyer dispose d'une équipe pluridisciplinaire avec un pédopsychiatre. Lorsque les troubles de Virginie deviennent trop « bruyants », elle est hospitalisée dans le service. Foyer et équipe pédopsychiatrique peuvent se rencontrer régulièrement. La gravité des troubles de Virginie nous fait malheureusement penser que ce foyer n'est pas adapté à sa psychopathologie, et qu'il faut s'orienter vers un lieu d'accueil plus contenant. Il faudra alors préparer cet accueil de Virginie et envisager probablement plusieurs allers-retours entre ce lieu d'accueil et l'hôpital avant qu'elle ne puisse vraiment s'y installer.

Cette collaboration doit se penser au cas par cas. Elle fonctionne en effet de manière différente dans le cas de Bahija et de ses parents. Dans ce cas, chaque intervenant apporte ses observations et ce qu'il perçoit des relations de Bahija à ses parents ou de sa propre relation avec l'enfant et/ou ses parents. C'est alors dans une réflexion pluridisciplinaire qu'un projet est proposé. Les réunions de synthèse sont dans ce contexte un « espace de pensée » pour les intervenants.

Les réunions de synthèse ont pour objectif de réunir les différents partenaires auprès de l'enfant afin de faire le point de sa situation. Elles devraient avoir lieu régulièrement tout au long de la prise en charge de l'enfant et ne pas se limiter aux périodes de crise où il s'agit de savoir « où caser l'enfant ».

Chacun doit aussi prendre garde à n'y indiquer que ce qui est important pour la poursuite de la prise en charge de l'enfant, en évitant d'y mêler des histoires intimes qui n'ont pas d'autre intérêt que celui de satisfaire un certain voyeurisme. Ces réunions peuvent se dérouler sur l'intersecteur pédopsychiatrique ou bien au niveau de la circonscription sociale (qui réunit souvent le service social de secteur et l'ASE sur le même lieu).

L'expérience du DERPAD (Dispositif Expert Régional Pour Adolescent en Difficulté) est aussi un exemple « d'un espace de pensée » créé pour les professionnels du dispositif de protection de l'enfance de l'Ile de France. Ce dispositif est animé par des éducateurs, des psychologues et des psychiatres. Il se propose d'être un lieu ressource d'information et de documentation, il organise des colloques et des séminaires afin de développer les échanges entre les professionnels s'occupant d'adolescents en difficulté. Enfin, il organise une consultation d'accueil et d'évaluation avec tout professionnel qui le sollicite : « *lorsque l'histoire d'un jeune et de sa famille met ses interlocuteurs sociaux ou médico-psychologiques à une place subjective difficile (voire impossible) à soutenir, la consultation initiale sert à élaborer la situation. Dans certains cas, elle se poursuit par des rendez-vous réguliers tout au long de la prise en charge* » (DERPAD 2006).

Ainsi la psychiatrie peut jouer un rôle important dans la compréhension des mécanismes en jeu dans la maltraitance, dans les soins directs aux enfants et à leur famille et dans l'accompagnement des intervenants auprès de l'enfant. Le travail auprès de ces enfants s'envisage alors dans la pluridisciplinarité, pour leur permettre de retrouver un sentiment de sécurité interne, d'élaborer du sens et des repères, et de les inscrire dans un processus d'individuation et d'autonomisation.

CONCLUSION

Longtemps négligée, la maltraitance est aujourd'hui mieux reconnue. Son cadre nosologique s'est élargi, ajoutant aux violences physiques les négligences, les abus sexuels, les violences psychologiques mais aussi les violences institutionnelles.

Le dispositif de protection de l'enfance s'organise autour d'un dispositif administratif, de nature préventive, et d'un dispositif judiciaire, qui repose sur la notion de danger et de gravité.

L'approche psychopathologique « *des enfants en danger* », pris en charge par ces dispositifs, montre qu'ils sont aussi « *en danger psychique* ». Ce danger psychique est encore insuffisamment évalué et pris en charge. On connaît pourtant les travaux, nombreux depuis la Seconde guerre mondiale, sur les conditions, physiques et psychiques, nécessaires au développement de l'enfant. Au-delà d'une protection administrative ou judiciaire, ces enfants ont également besoin d'une prise en charge psychologique et psychiatrique précoce, car ils risquent de développer des troubles qui les handicaperont gravement dans leur vie d'adulte. Ces troubles sont en rapport avec la pathologie du lien, troubles de l'attachement, troubles dans les processus de séparation-individuation, qui s'ils ne sont pas accompagnés sur le plan thérapeutique, peuvent évoluer vers des organisations pathologiques de la personnalité, notamment de type limite.

Ainsi, la place du psychiatre dans le dispositif de protection de l'enfance s'envisage au niveau des soins directs aux enfants et à leur famille. Mais le psychiatre peut aussi être un partenaire des différents intervenants. Par sa connaissance de l'enfant et des mécanismes en jeu dans la maltraitance, il peut prendre part à l'évaluation, aux mesures qui sont prises pour protéger l'enfant, et à leur suivi, dans le cadre d'un travail pluridisciplinaire. Il peut participer aussi au soutien des équipes qui s'occupent de l'enfant en les aidant à élaborer les mouvements émotionnels et les contre-attitudes que la maltraitance engendre.

L'enjeu serait de donner une chance à l'enfant de mettre en place des processus de symbolisation stables, d'assumer son existence de sujet, et *« qu'elle que soit son histoire familiale, de rendre sa place habitable »* (Pellé 1997).

Je me suis également rendue compte pendant ce travail que le thème de l'enfance en danger se situait au carrefour des champs social, juridique, politique, et médical, engendrant des positions et des débats passionnés. Quel équilibre entre les droits de l'enfant et les droits des parents ? Quelle place pour l'Etat, pour la Justice ?

Freud a parlé de trois métiers impossibles : éduquer, soigner et gouverner. Les professionnels engagés dans la maltraitance les exercent tous. Si chacun reconnaît l'extrême complexité de « son métier impossible », il reconnaît plus difficilement celui de l'autre.

Deux aspects semblent alors importants à développer, le travail en partenariat d'une part, la recherche d'autre part. C'est-à-dire mieux connaître la population concernée afin de cibler les actions de prévention et de prise en charge, et évaluer les pratiques.

Partenariat, recherche et évaluation des actions permettront de lutter contre les idées préconçues, les idéologies, qui ne s'appuient pas sur la réalité et pérennisent voir répètent les situations de maltraitance.

Il s'agit d'être mieux traitants, pour que ces enfants privés de parents *« suffisamment bons »* ne soient pas privés d'enfance.

BIBLIOGRAPHIE

Adam, Everett, B. L., & O'Neal, E. (1992). PTSD in physically and sexually abused psychiatrically hospitalized children. *Child Psychiatry and Human Development, 23*, 3-8.

Agostini, D. (1996). La répétition chez les professionnels. In M. Gabel & S. Lebovici & P. Mazet, *Maltraitance : répétition- évaluation* (p. 127-139). Paris: Fleurus.

Ainsworth, M. D. (1989). Attachment beyond infancy. *American Psychology, 44*, 709-716.

American Psychiatric Association (1996). *DSM-IV-TR : manuel diagnostique et statistique des troubles mentaux* (Trad. M. Crocq & J. Guelfi). Paris: Masson.

Appell, G. (1961). Placements nourriciers. *Informations Sociales, 67*, 59-79.

Arfouilloux, J. C. (1990). Dépendance et ruptures en institution de soins. *Neuropsychiatrie de l'Enfance, 38*(4-5), 270-272.

Ariès, P. (1973). *L'enfant et la vie familiale sous l'Ancien Régime.* Paris: Le Seuil.

Aubry, J. (1955). *La carence de soins maternels. Les effets de la séparation et de la privation de soins maternels sur le développement des jeunes enfants.* Paris: Centre International de l'Enfance-Publication, Presses Universitaires.

Aulagnier, P. (1979). *Les destins du plaisir-aliénation-amour-passion.* Paris: PUF.

Auloos, G. (1995). *La compétence des familles : temps, chaos, processus.* Ramonville-Saint-Agne: Erès.

Balier, C. (1988). *Psychanalyse des comportements violents.* Paris: PUF.

Belsey, M. A. (1993). Child abuse : mesuring a global problem, *World Health Stat Q* (p. 69-77).

Bender, L. (1947). Psychopathic behavior disorders in children. In R. M. Lindnder & R. V. Seliger, *Handbook of Correctionnal Psychology*. New York: Philosophical Library.

Bender, L., & Yarnell, H. (1941). An observation nursery. *American Journal of Psychiatry, 97*, 1158.

Benedek, T. (1970). Parenthood during the life cycle. In J. Anthony & T. Benedek, *Parenthood* (p. 185-206). Boston: Little Brow.

Berger, M. (1992). *Les séparations à but thérapeutique*. Paris: Dunod.

Berger, M. (2004). *L'échec de la protection de l'enfance*. (2ème édition,264 p.). Paris: Dunod.

Bergeret, J. (1984). *La violence fondamentale*. Paris: Dunod.

Bianco, J. L., & Lamy, P. (1980). *L'aide à l'enfance de demain*. Paris: Ministère de la Santé et de la Sécurité sociale, Etudes et Documents.

Bibring, G. (1959). Some considerations of the psychological processus during pregnancy. *Psychoanalytical Study of the Child, 14*, 139-151.

Bion, W. R. (1979). *Aux sources de l'expérience*. Paris: PUF.

Blos, P. (1985). Fils de son père. *Adolescence, 3*, 21-42.

Boszormenyi-Nagy, I. (1966). From family therapy to a psychology of relationships : fictions of the individual and fictions of the family. *Comprehensive Psychiatry, 7*(5), 408-423.

Bourdier, P. (1972). L'hypermaturation des enfants de parents malades mentaux. Problèmes cliniques et théoriques. *Revue Française de Psychanalyse, 1*, 19-42.

Bowlby, J. (1951). *Soins maternels et santé mentale*. Genève: OMS.

Bowlby, J. (1969). *Attachement et perte. L'attachement* (Trad. J. Kalmanovitch). (Vol. 1, 539 p.). Paris: PUF. 1978.

Bowlby, J. (1973). *Attachement et perte. La séparation angoisse et colère* (Trad. B. de Panafieu). (Vol. 2, 556 p.). Paris: PUF. 1978.

Bowlby, J. (1984). *Attachement et perte. La perte. Tristesse et dépression* (Trad. D. Weill). (Vol. 3, 603 p.). Paris: PUF.

Bowlby, J. (1988). *A secure base. Clinical applications of attachment theory.* Londres: Routledge.

Bowlby, J., Ainsworth, M. D., & Boston, M. (1956). The effects of mother child separation : a follow up study. *The British Journal of Medical Psychology,* 211-247.

Brunet, O., & Lezine, I. (1965). *Le développement psychologique de la première enfance.* (2e édition). Paris: PUF.

Bydlowski, M. (1991). La transparence psychique de la grossesse. *Etudes Freudiennes, 32*(novembre).

Bydlowski, M. (1999). La relation foeto-maternelle et la relation de la mère à son foetus. In S. Lebovici & R. Diatkine & M. Soulé, *Nouveau Traité de psychiatrie de l'enfant et de l'adolescent* (p. 1881-1891). Paris: Quadrige / PUF.

Cahen, F. (1978). L'enfant impossible. *Perspectives Psychiatriques, 4*(68), 358-364.

Chambers, J. (1961). Maternal deprivation and the concept of time in children. *American Journal of Orthopsychiatry, 31,* 406.

Chartier, J. P. (1992). *Les adolescents difficiles. Psychanalyse et éducation spécialisée.* Paris: Privat.

Cichetti, D., & Olsen, K. (1990). The developmental psychopathology of child maltreatment. In M. Lewis & S. M. Miller, *Handbook of Developmental Psychopathology* (p. 261-279). New York: Plenum Press.

Clément, R. (1996). Un psychologue au risque de la psychanalyse. *Cahiers de l'ANREP*, n°8.

Créoff, M. (2006). *Guide de la protection de l'enfance maltraitée.* (310 p.). Paris: Dunod.

Crivillé, A. (1991). *Parents maltraitants, enfants meurtris.* Paris: ESF.

Crivillé, A. (1996). La relation de maltraitance, répétition dans les familles. In M. Gabel & S. Lebovici & P. Mazet, *Maltraitance : répétition-évaluation* (p. 117-126). Paris: Fleurus.

Crouch, J. L., & Milner, J. S. (1993). Effects of child neglect on children. *Criminal Justice and Behavior, 20*, 49-65.

Cyrulnik, B. (1999). *Un merveilleux malheur.* Paris: Odile Jacob.

David, M. (1981). Danger de la relation précoce entre le nourrisson et sa mère psychotique. *Revue Psychiatrique de l'Enfant, 24*(1).

David, M. (2004). *Le placement familial, de la pratique à la théorie.* (471 p.). Paris: Dunod.

David, M., & Appell, G. (1962). Etude des facteurs de carence affective dans une pouponnière. *Psychiatrie de l'Enfant, 4*, 407-442.

De Paul, J., & Arruabarrena, M. I. (1995). Behavior problems in school-aged physically abused and neglected children in spain. *Chil Abuse and Neglect, 19*(4), 409-418.

Deblinger, E., McLeer, S. V., & Atkins, M. S. (1989). Posttraumatic stress in sexually abused, physically abused, and nonabused children. *Child Abuse and Neglect, 13*, 403-408.

Delaporte, J. C., & Peille, F. (1999). Les enfants de l'internat. In S. Lebovici & R.
Diatkine & M. Soulé, *Nouveau Traité de psychiatrie de l'enfant et de l'adolescent* (Tome 4. p. 2723-2731). Paris: Quadrige / PUF.

Delfosse, F. (1967). Analyse des caractéristiques de la personnalité d'enfants placés en institution qui ont conservé un niveau intellectuel satifaisant. *Enfance, 1*, 117.

Denis, P. (1979). La période de latence et son abord thérapeutique. *Psychiatrie de l'Enfant, 22*(2), 281-334.

DERPAD. (2006). *Dispositif Expert Régional Pour Adolescent en Difficulté*. 75 rue de Turbigo 75 003 Paris. [en ligne]. [Consulté le 3 août 2006]. Mis à jour en août 2006. Disponible sur <http://www.derpad.com>

Deutsch, H. (1949). *La psychologie des femmes*. Paris: PUF.

Dor, J. (1992). *Introduction à la lecture de Lacan. La structure du sujet*. Paris: Denoël.

Drouet, M., & Rouyer, M. (1986). *L'enfant violenté, des mauvais traitements à l'inceste*. (245 p.). Paris: Le Centurion.

Famularo, R., Kinscherff, R., & Fenton, T. (1992). Psychiatric diagnoses of maltreated children : preliminary findings. *Journal of American Academy of Child and Adolescent Psychiatry, 31*, 863-867.

Ferenczi, S. (1933). La Confusion de langue entre les adultes et l'enfant en psychanalyse, *Oeuvres Complètes*. (Tome 4). Paris: Payot. 1982.

Finzi, R., Har-Even, D., & Weizman, A. (2003). Comparison of ego defenses among physically abused children, neglected, and non maltreated children. *Comprehensive Psychiatry, 44*(5), 388-395.

Fraiberg, S., Adelson, E., & Shapiro, V. (1983). Fantômes dans la chambre d'enfants. *Psychiatrie de l'Enfant, 26*(1), 57-97.

Freud, S. (1905). *Trois essais sur la théorie sexuelle* (Trad. P. Koeppel & J. B. Pontalis). Paris: Gallimard. 1987

Freud, S. (1920 a). Au delà du principe de plaisir, *Essais de Psychanalyse* (p. 7-81). Paris: Payot. 1963.

Freud, S. (1920 b). *Inhibition, symptôme, angoisse*. Paris: PUF. 1968.

Gabel, M. (1998). Le difficile partenariat des professionnels. Une maltraitance institutionnelle indirecte? In M. Gabel & F. Jesu & M. Manciaux, *Maltraitances institutionnelles, accueillir et soigner les enfants sans les maltraiter* (p. 45-68). Paris: Fleurus.

Gaspari-Carrière, F. (1989). *Les enfants de l'abandon : traumatisme et déchirures narcissiques*. (195 p.). Toulouse: Privat.

George, C., & Solomon, J. (1999). Attachment and caregiving : the caregiving behavioral system. In J. Cassidy & P. R. Shaver, *Handbook of attachment : theory, research and clinical applications* (p. 649-670). New York: The Guilford Press.

Goldfarb, W. (1945). Effects of psychological deprivation in infancy and subsequent stimulation. *American Journal of Psychiatry, 102*, 18.

Golse, B. (2005). Préface. In F. Peille, *La bientraitance de l'enfant en protection sociale* (p. 13-17). Paris: Armand Colin.

Green, A. (1974). L'analyste, la symbolisation et l'absence dans le cadre analytique. *Revue Française de Psychanalyse, 38*(5-6), 1191-1230.

Green, A. (1984). *Narcissisme de vie, narcissisme de mort*. Paris: Minuit.

Green, A. (1988). Préface. In B. Brusset, *Psychanalyse du lien, la relation d'objet*. Paris: Le Centurion.

Grevot, A. (1998). L'éducateur et l'AEMO. In M. Gabel & S. Lebovici & P. Mazet, *Maltraitance : répétition-évaluation* (p. 203-211). Paris: Fleurus.

Guedeney, A. (2002). Troubles de l'attachement chez le jeune enfant. In A.

Guedeney & N. Guedeney, *L'attachement : concepts et applications* (p. 111-120). Paris: Masson. Les âges de la vie.

Guedeney, N. (2002). Concepts-clefs de la théorie d'attachement. In A. Guedeney & N. Guedeney, *L'attachement : concepts et applications* (p. 15-25). Paris: Masson. Les âges de la vie.

Heinicke, C. (1956). Some effects of separation two year old children from their parents : a comparative study. *Human Relations, 9*, 105.

Heinicke, C., & Westheimer, I. J. (1966). *Brief separations*. New York: International University Press.

Hochmann, J. (1976). Les dents de la mère : récit d'une aventure avec les sujets réputés psychopathes. *Evolution Psychiatrique, 44*(3), 619-661.

Holmes, J. (1995). "Something there is that doesn't love a wall". John Bowlby attachment theory and psychoanalysis. In S. Goldberg & R. Muir & J. Kerr, *Attachment theory : social, developmental and clinical perspectives* (p. 19-43). Londres: The analytic press.

Houzel, D., & coll. (1999). *Les enjeux de la parentalité*. Ramonville: Erès. Ministère de l'Emploi et de la Solidarité.

Jeammet, P. (1980). Réalité externe et réalité interne. Importance et spécificité de leur articulation à l'adolescence. *Revue française de Psychanalyse, 44*(3-4), 481-521.

Jeammet, P. (1990). Les destins de la dépendance à l'adolescence. *Neuropsychiatrie de l'Enfance et de l'Adolescence, 38*(4-5), 190-199.

Jeammet, P. (1999). La dépression chez l'adolescent. In S. Lebovici & R. Diatkine & M. Soulé, *Nouveau Traité de psychiatrie de l'enfant et de l'adolescent,* (tome 2, p. 1477-1499). Paris: Quadrige/PUF.

Johnson, J., Cohen, P., & Brown, J. (1999). Chilhood maltraitment increases risk for personality disorder during early adulthood. *Archives General of Psychiatry, 56*, 600-606.

Kaplan, S. J., Pelcovitz, D., & Salzinger, S. (1998). Adolescent physical abuse : risk for adolescent psychiatric disorders. *American Journal of Psychiatry, 155*(7), 954-959.

Kempe, C. H., Silverman, F. N., & Stelle, B. F. (1962). The battered child syndrom. *JAMA, 181*, 17-24.

Kernberg, O. (1980). *La personnalité narcissique*. Paris: Privat.

Kinzie, J. D., Sack, W., & Angell, R. (1989). A three-year follow-up of Cambodian young people traumatized as children. *Journal of the American Academy of Child and Adolescent Psychiatry, 28*, 501-504.

Kiser, L. J., Heston, J., & Millsap, P. A. (1991). Physical and sexual abuse in chilhood : relationship with posttraumatic stress disorder. *Journal of the American Academy of Child and Adolescent Psychiatry, 30*, 776-783.

Klein, M. (1932). *La psychanalyse des enfants* (Trad. J. B. Boulanger). Paris: PUF. 1959.

Klein, M. (1952). Sur la théorie de l'angoisse et de la culpabilité. In M. Klein & P.
Heimann & S. Isaacs & J. Rivière, *Développements de la psychanalyse*. Paris: PUF. 1966.

Kreisler, L. (1995). *Le nouvel enfant du désordre psychosomatique*. Paris: Dunod.

Kreisler, L. (1999). Les enfants victimes de sévices. In S. Lebovici & R. Diatkine & M. Soulé, *Nouveau Traité de psychiatrie de l'enfant et de l'adolescent* (p. 2365-2382). Paris: Quadrige / PUF.

Lacan, J. (1938). *Les complexes familiaux*. Paris: Navarin. 1984.

Lacan, J. (1966). Le stade du miroir comme formateur de la fonction du Je telle qu'elle nous est révélée par l'expérience psychanalytique, *Ecrits* (p. 93-100). Paris: Seuil.

Lebovici, S., & Soulé, M. (1972). La carence de soins maternels, *La connaissance de l'enfant par la psychanalyse*. (2ème édition). Paris: PUF.

Lebovici, S. (1981). A propos des thérapeutiques de la famille. *Psychiatrie de l'enfant, 23*(2), 541-583.

Lecomte, J. (1997). L'enfant en devenir. *Sciences humaines, 75*, 8-11.

Lévi-Strauss, C. (1949). *Les structures élémentaires de la parenté*. Paris-La Haye: Mouton.

Lobbestael, J., Arntz, A., & Sieswerda, S. (2005). Schema modes and childhood abuse in borderline and antisocial personnality disorders. *Journal of Behavior Therapy and Experimental Psychiatry, 36*, 240-253.

Loutre Du Pasquier, N. (1981). *Le devenir d'enfants abandonnés : le tissage et le lien*. (254 p.) . Paris: PUF.

Mahler, M. (1973). La théorie symbiotique de la psychose infantile. In *Psychose infantile* (p. 41-70). Paris: Payot.

Mahler, M. (1975). *La naissance psychologique de l'être humain. Symbiose humaine et individuation*. Paris: Payot. 1990.

Main. (1990). Cross-cultural studies of attachment organization : recent studies, changing methodologies, and the concept of conditional strategies. *Human developpment, 33*, 48-61.

Main, M. (1991). Metacognitive knowledge, metacognitive monitoring, and singular (coherent) vs multiple (incoherent) models of attachment. Findings and directions for future research. In C. M. Parkes & J. Stevenson-Hinde & P. Harris, *Attachment across the life cycle* (p. 127-159). Londres: Tavistock/Routledge.

Main, M., & Hesse, E. (1990). Parents'unresolved traumatic experiences are related to infant disorganized attachment status : is frightened and/or frightening parental behaviour the linking mechanism? In M. T. Grennberg & D. Cichetti & E. M. Cummings,

Attachment in the preschool year : theory, research and intervention (p. 161-182). Chicago: University of Chicago Press.

Main, M., & Solomon, J. (1988). Discovery of an insecure disorganized/disoriented attachment pattern. In T. B. Brazelton & M. W. Yogman, *Affective development in infancy* (p. 95-124).

Manciaux, M., & Gabel, M. (2002). *Enfances en danger.* (774 p.) Paris: Fleurus.

Merry, S. N., & Andrews, L. K. (1994). Psychiatric status of sexually abused children 12 months after disclosure of abuse. *Journal of American Academy of Child and Adolescent Psychiatry, 33*, 939-944.

Miljkovitch, R. (2002). Attachement et psychopathologie pendant l'enfance. In A. Guedeney & N. Guedeney, *L'Attachement : concepts et applications* (p. 121-125). Paris: Masson. Les Ages de la vie.

Mille, C., Cassagne, C., Moroy, F., & Roquilly, F. (1994). Approches psychodynamiques et psychopathologiques du travail de séparation de l'enfance à l'adolescence. *Neuropsychiatrie de l'Enfant* (42 (8-9)), 348-368.

Mille, C., Misès, R., & Moroy, F. (1992). La souffrance de l'enfant : ses expressions, ses fondements psychopathologiques. *Psychiatrie Française, 23*(n°spécial), 109-111.

Miocque, D. (2002). Aspects transculturels du concept d'attachement. In A. Guedeney & N. Guedeney, *L'attachement : concepts et applications* (p. 45-52). Paris: Masson Les Ages de la vie.

Misès, R. (1999). *Les Pathologie limites de l'enfance.* Paris: PUF Le Fil Rouge.

Mouhot, F. (2001). Le devenir des enfants de l'Aide sociale à l'enfance. *Devenir, 13*(1), 31-66.

Nacht, S. (1965). *Le masochisme.* Paris: Payot.

196

NCCIP. (1994). *Classification diagnostique 0-3 ans : Zero to three* (Trad. D. Parise et al.). Washington: Médecine et hygiène. Eshel. Paris. Genève. 1998.

Noël, J., & Soulé, M. (1999). L'enfant "cas social". In R. Diatkine & S. Lebovici & M. Soulé, *Nouveau Traité de psychiatrie de l'enfant et de l'adolescent* (Tome 4, p. 2337-2364). Paris: Quadrige / PUF.

Ney, P. G. (1989). Child mistreatment : possible reasons for transgenerational transmission. *Canadian Journal of Psychiatry, 34*(August), 594-601.

Oates, R. K. (1984). Personnality development after physical abuse. *Archives of Disease in Chilhood, 59*, 147-150.

ODAS. (1994). *L'observation de l'enfance en danger : guide méthodologique.* Paris: ODAS.

ODAS. (2005). Rapport de l'Observatoire national de l'action sociale décentralisée. Protection de l'enfance, observer, évaluer, pour mieux adapter nos réponses. *Observatoire national de l'action sociale décentralisé,* [en ligne]. [consulté le 10 avril 2006]. Mis à jour en juillet 2006. Disponible sur <http://www.odas.net>

ONED. (2005). *Premier rapport annuel au parlement et au gouvernement de l'Observatoire National de l'Enfance en Danger.* [en ligne]. [consulté le 10 avril 2006]. Mis à jour en janvier 2006. Disponible sur ONED. <http//www. oned. fr>

Peille, F. (1997). *Appartenance et filiations, être enfant de quelqu'un.* (171 p.). Paris : ESF éditeur.

Peille, F. (2005). *La bientraitance de l'enfant en protection sociale.* (272 p.). Paris : Armand Colin.

Pellé, A., & Bass, D. (1997). *Le placement familial, un lieu commun.* (336 p.).Toulouse: Erès.

Penot, B. (1985). La dépression de l'enfant. In S. Lebovici & R. Diatkine & M. Soulé, *Traité de Psychiatrie de l'enfant et de l'adolescent,* (tome 2, p. 291-304). Paris: PUF.

Prugh, D. G., & Harlow, R. G. (1961). La carence larvée chez le nourrisson et le jeune enfant, *La carence de soins maternels : réévaluation de ses effets* (Vol. 9). Genève: Cahiers de l'OMS, n°14.

Rabouam, C. (2002). Evaluation de l'attachement chez le bébé. In A. Guedeney & N. Guedeney, *L'attachement : concepts et applications* (p. 171). Paris: Masson. Les âges de la vie.

Rabouam, C., & Moralès-Huet, M. (2002). Soins parentaux et attachement. In A. Guedeney & N. Guedeney, *L'attachement : concepts et applications* (p. 53-67). Paris: Masson. Les âges de la vie.

Racamier, P.-C. (1961). La mère et l'enfant dans les psychoses du post-partum. *L'Evolution Psychiatrique, 26*, 526-570.

Robertson, J., & Bowlby, J. (1952). Response of young children to separation from their mothers. *Courrier du Centre International de l'Enfance, 2*, 131-142.

Robertson, J., & Robertson, R. (1971). Young children in brief separation : a fresh look. *Psychoanalytical Study of the Child, 26*, 264-315.

Rowan, A. B., & Foy, D. W. (1993). Posttraumatic stress disorder in child sexual abuse survivors : a literature review. *Journal of Traumatic Stress, 6*, 3-20.

Rubin, K. H., Hymel, S., & Mills, S. L. (1991). Conceptualizing different developmental pathways to and from social isolation in childhood. In D. Cichetti & S. L. Toth, *Rochester symposium on developmental psychopathology, Internalizing and externalizing expressions of dysfunction* (Vol 2, p. 91-122): Erlbaum, Hillsdale, NJ.

Salzinger, S., Feldman, R. S., & Hammer, M. (1991). Risk for physical child abuse and the personal consequences for its victims. *Criminal Justice and Behavior, 18*, 64-81.

Salzman, J., Salzman, C., & Wolfson, A. (1993). Association between borderline personality structure and history of chilhood abuse in adults volunteers. *Comprehensive Psychiatry, 34*, 254-257.

Segal, H. (1982). *Introduction à l'oeuvre de Mélanie Klein.* Paris: PUF.

Silverman, F. N. (1953). The Roentgen manifestations of unrecognized skeletal trauma in infants. *American Journal of Roentgen, 69*, 413-426.

Soulé, M. (1958). La carence de soins maternels dans la petite enfance. *Psychiatrie de l'Enfant, 1*(2).

Soulé, M. (1981). *L'enfant imaginaire : sa valeur structurante dans les échanges mère-enfant.*

Spatz Widom, C. (1999). Childhood victimization and the development of personality disorders. *Archives General of Psychiatry, 56*(july), 607-608.

Spatz Widom, C. (1999). Posttraumatic stress disorder in abused and neglected children grown up. *American Journal of Psychiatry, 156*(8), 1223-1229.

Spitz, R. (1945). Hospitalism : an inquiry into the genesis of psychiatric conditions in early childhood. *Psychoanalytical Study of the Child, 1*(53).

Spitz, R. (1948). La perte de la mère par le nourrisson. *Enfance, 5*, 373.

Spitz, R. (1973). *De la naissance à la parole. La première année de la vie.* Paris: PUF.

Stayton, D. J., & Ainsworth, M. D. (1973). Individual differences in infant responses to brief, everyday separation as related to other infant and maternal behaviors. *Development Psychology, 9*, 226-235.

Stern, D. (1989). *Le monde interpersonnel du nourrisson. Une perspective psychanalytique et développementale.* Paris: PUF.

Stern, D. (1997). *La constellation maternelle.* Paris : Calmann-Lévy.

Stoleru, S. (1989). La parentification et ses troubles. In S. Lebovici & G. Weil-Halpern, *Psychopathologie du bébé* (p. 113-130). Paris: PUF.

Tardieu, A. (1860). Etude médico-légale sur les sévices et mauvais traitement. *Annales d'Hygiène Publique et de Médecine Légale, 13,* 361-398.

Troubles mentaux et troubles du comportement. Chapitre V. (1993). *CIM 10. Classification Internationale des Maladies. 10e Révision* (336 p.). Genève: OMS.

Van Der Kolk, B. A., HostetlerA., & Herron, N. (1994). Trauma and the development of borderline personnality disorder. *Psychiatry, 17,* 715-730.

Visier, J. P. (1998). Sortir d'une maltraitance. In M. Gabel & F. Jésu & M. Manciaux, *Maltraitances institutionnelles, accueillir et soigner les enfants sans les maltraiter.* Paris: Fleurus.

Williams, J. M. (1961). Children who break down in foster homes : a psychological pattern of personality growth in grossly deprived children. *Journal of the Child Psychology and Psychiatry, 2,* 5.

Winnicott, D. W. (1954). La position dépressive dans le développement affectif normal, *De la pédiatrie à la psychanalyse* (p. 231-249). Paris: Payot. 1969.

Winnicott, D. W. (1956 a). La préoccupation maternelle primaire, *De la pédiatrie à la psychanalyse* (p. 285-291). Paris: Payot. 1969.

Winnicott, D. W. (1956 b). La tendance antisociale, *De la pédiatrie à la psychanalyse* (p. 292-302). Paris: Payot. 1969.

Winnicott, D. W. (1958). La capacité d'être seul, *De la pédiatrie à la psychanalyse* (p. 325-333). Paris: Payot. 1969.

Winnicott, D. W. (1961). L'effet de parents psychotiques sur le développement affectif de leur enfant, *De la pédiatrie à la psychanalyse*. Paris: Payot. 1969.

Winnicott, D. W. (1974). Le rôle de miroir de la mère et de la famille dans le développement de l'enfant. *Nouvelle revue de psychanalyse, 10*, 76-86.

Winnicott, D. W. (1975 a). *Jeu et réalité* (Trad. C. Monod & J. B. Pontalis). Paris: Gallimard.

Winnicott, D. W. (1975 b). La crainte de l'effondrement. *Nouvelle Revue de Psychanalyse, 11*, 35-44.

Zeanah, C. H., & Boris, N. W. (2000). Disturbances and disorders of attachment in early childhood. In C. H. Zeanah, *Handbook of infant mental health*. (2e édition, p. 353-368). New York: The Guidford Press.

ANNEXES

ANNEXE 1

Tableau 1

Evolution des signalements Aide sociale à l'enfance de 1998 à 2004

	1998	1999	2000	2001	2002	2003	2004
Enfants maltraités	19 000	18 500	18 300	18 000	18 500	18 000	19 000
Enfants en risque	64 000	65 000	65 500	67 500	67 500	71 000	76 000
Total enfants en danger	83 000	83 500	83 800	85 500	86 000	89 000	95 000

Source ODAS, 2005

Tableau 2

Types de mauvais traitements

	2000	2002	2003	2004
Violences physiques	6 600	5 600	5 800	6 600
Abus sexuels	5 500	5 900	5 200	5 500
Négligences lourdes	4 800	5 000	4 400	4 400
Violences psychologiques	1 400	2000	2 600	2 500

Source ODAS, 2005

Tableau 3

Données statistiques d'après les chiffres de la police et de la gendarmerie

Type de maltraitance	1997	1998	1999
Décès : - homicides - violences ayant entraîné la mort - privation ayant entraîné la mort	88 dont 70 (80%) en milieu familial	122 dont 99 (81%) en milieu familial	124 dont 101 (81,5%) en milieu familial
Viols	4 888 dont 1854 (38%) en milieu familial	4 293 dont 1 944 (45%) en milieu familial	4 283 dont 1 980 (46%) en milieu familial
Agressions sexuelles et atteintes sexuelles	9 323 dont 2 614 (28%) en milieu familial	12 141 dont 3 286 (27%) en milieu familial	12 024 dont 4 611 (22%) en milieu familial
Total des abus sexuels	14 211 dont 4468 (31%) en milieu familial	16 434 dont 5 230 (31%) en milieu familial	16 307 dont 6 591 (28%) en milieu familial
Mauvais traitements – abandons d'enfants	5 200	5 700	5 830
Autres violences commises sur mineur - violences ITT de - de 8j - violences ITT de + de 8j - délaissement d'enfant - soustraction d'enfant - enlèvement	Pas de chiffre	17 296 dont 5 080 (29,5%) en milieu familial	19162 dont 6 073 (31%) en milieu familial
Total des mauvais traitements physiques, des violences physiques et négligences		22 996	24 992
Total de toutes les violences commises sur mineurs		39 612	41 423

Source Créoff 2006

204

Tableau 4

Nombre d'enfants placés en protection de l'enfance (31/12/2003-France métropolitaine)

	0-18 ans	18-21 ans	Total	Total
Enfants confiés à l'ASE	97 631	14 772	112 403	81%
Dont mesure administrative	13 814	14 772	28 586	21%
Dont mesure judiciaire	83 817	0	83 817	61%
Placement direct par le Juge des enfants	22 455	0	22 455	16%
Total enfants accueillis par l'ASE	120 086	14 772	134 858	97%
Enfants placés en secteur public PJJ (art 375)	494	0	494	0%
Protection jeunes majeurs secteur public	0	250	250	0%
Protection jeunes majeurs secteur habilité	0	2733	2733	2%
Total enfants placés en protection de l'enfance	120 580	17 755	138 335	100%
Total enfants placés protection de l'enfance	87%	13%	100%	

Source ONED rapport septembre 2005

Tableau 5

Nombre d'enfants ayant une mesure ouverte en protection de l'enfance
(31/12/2003-France métropolitaine)

	0-18 ans	18-21 ans	Total	Total (%)
Aides éducatives à domicile	32 448	1 708	34 156	25%
Actions éducatives en milieu ouvert	93 683	0	93 683	68%
AEMO secteur public PJJ	7 941	715	8656	6%
AEMO secteur habilité (PJM)	0	1 246	1246	1%
Total des mesures en milieu ouvert	134 072	3 669	137 741	100%
Total des mesures en milieu ouvert (%)	97%	3%	100%	

Source ONED rapport septembre 2005

Le chiffre avancé par l'ONED de 235 239 enfants pris en charge par au moins une mesure tente de tenir compte des doubles comptages liés aux doubles mesures (placement physique et mesure en milieu ouvert), estimé par l'ONED à 7,6 %. Le calcul proposé est donc :
(120 580 +134 072)*0.924

ANNEXE 2

Schéma 1

La protection administrative

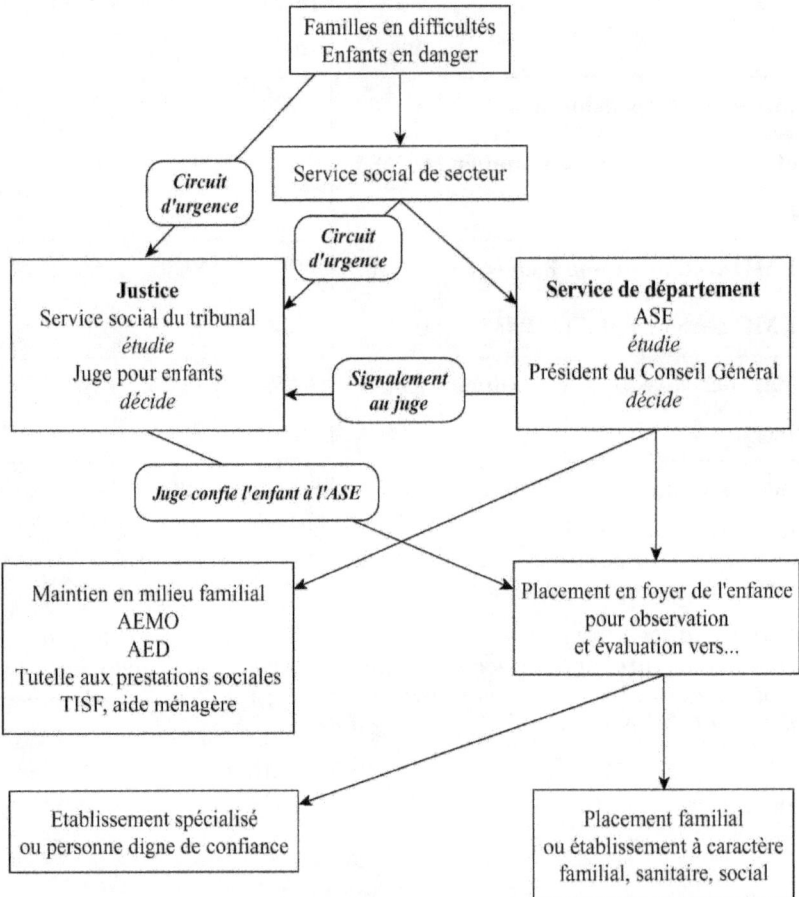

Schéma 2

La protection judiciaire

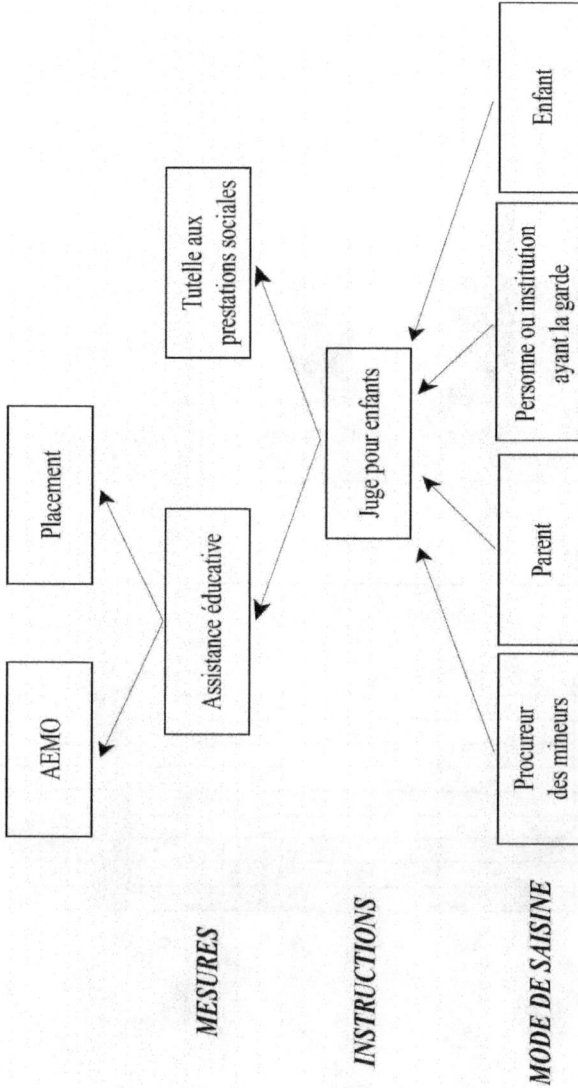

MESURES

INSTRUCTIONS

MODE DE SAISINE

ANNEXE 3

Tableau 1 : Répartition des âges des patients hospitalisés à l'U.L.P.I.J. en 2004

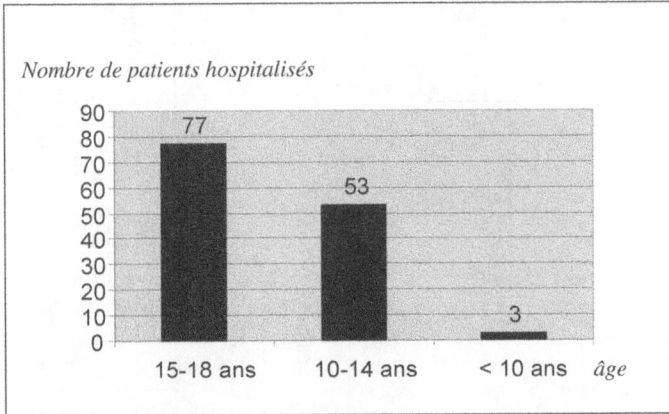

Nombre de patients hospitalisés

Tableau 2 : Orientation des patients à la sortie de l'unité

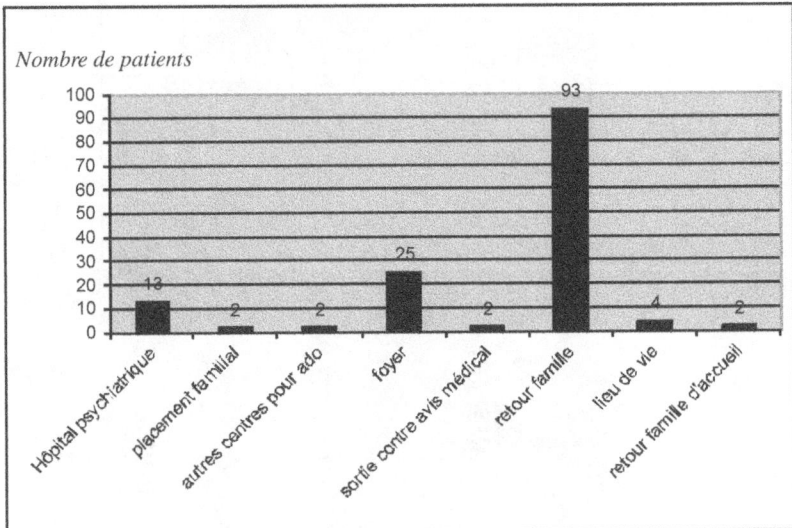

Nombre de patients

Tableau 3 : Mesures éducatives à l'entrée et à la sortie de l'unité des patients hospitalisés en 2004

	A l'entrée dans l'unité	A la sortie de l'unité	Mesures à notre demande
Aucune mesure éducative	61 % *81 patients*	54 % *72 patients*	
AED ou AEMO	19 % *25 patients*	21 % *28 patients*	3 mesures prononcées dès la sortie 3 mesures demandées en attente de jugement
Placement	20 % *27 patients*	25 % *33 patients*	6 placements dès la sortie
Enfants relevant du dispositif de protection de l'enfance	39 % *52 patients*	46 % *61 patients*	12 signalements